Seema George

Diagnóstico e planeamento do tratamento em restaurações com implantes

Seema George

Diagnóstico e planeamento do tratamento em restaurações com implantes

ScienciaScripts

Imprint
Any brand names and product names mentioned in this book are subject to trademark, brand or patent protection and are trademarks or registered trademarks of their respective holders. The use of brand names, product names, common names, trade names, product descriptions etc. even without a particular marking in this work is in no way to be construed to mean that such names may be regarded as unrestricted in respect of trademark and brand protection legislation and could thus be used by anyone.

Cover image: www.ingimage.com

This book is a translation from the original published under ISBN 978-3-659-86676-0.

Publisher:
Sciencia Scripts
is a trademark of
Dodo Books Indian Ocean Ltd. and OmniScriptum S.R.L publishing group

120 High Road, East Finchley, London, N2 9ED, United Kingdom
Str. Armeneasca 28/1, office 1, Chisinau MD-2012, Republic of Moldova, Europe
Managing Directors: Ieva Konstantinova, Victoria Ursu
info@omniscriptum.com

Printed at: see last page
ISBN: 978-620-8-56273-1

Índice

1. INTRODUÇÃO

A implantologia dentária tornou-se uma parte vital da prótese dentária para pacientes parcial ou totalmente desdentados. Um implante dentário é definido como "um dispositivo protético feito de material aloplástico implantado nos tecidos orais sob a camada mucosa e/ou periosteal e sobre ou dentro do osso para proporcionar retenção e suporte para uma prótese dentária fixa ou amovível; uma substância que é colocada no osso maxilar ou sobre ele para suportar uma prótese dentária fixa ou amovível". 1 Verificou-se que as restaurações com implantes dentários têm a taxa de sobrevivência mais elevada em comparação com qualquer outra prótese para substituir dentes em falta.2 Um implante estimula o osso e mantém a sua dimensão de forma semelhante a dentes naturais saudáveis. Não se deterioram nem necessitam de tratamento endodôntico. Também são menos propensos a fracturas e resistem melhor a doenças do tipo periodontal do que os dentes.

O dentista restaurador tem de considerar uma miríade de elementos relacionados com a saúde médica e dentária geral do paciente ao estabelecer um plano de tratamento e avaliar o seu prognóstico. A colocação de implantes não deve ser efectuada sem uma análise cuidadosa de muitas variáveis, incluindo factores sistémicos e locais do hospedeiro e o desenho de uma prótese.

Os factores de stress, o osso disponível e a densidade óssea são importantes para o desenvolvimento de um plano de tratamento adequado para próteses sobre implantes. O osso disponível e a densidade óssea podem ser avaliados através de ferramentas de diagnóstico radiográfico. Existem várias considerações anatómicas a ter em conta antes da reconstrução com implantes. Para maximizar as hipóteses de sucesso do implante, este deve ser colocado inteiramente no interior do osso e afastado de estruturas anatómicas significativas.

Existem diferentes opções protéticas disponíveis na implantologia dentária, dependendo da quantidade de estruturas de tecidos duros e moles substituídas. Existem diferentes opções de tratamento disponíveis para o paciente completamente desdentado e para o paciente parcialmente desdentado. É importante que o dentista restaurador tenha em consideração as diretrizes a seguir quanto ao número de implantes necessários em diferentes situações. Quanto maior for o número de dentes que necessitam de substituição, maior será a variação, especialmente quando se consideram também os dentes molares. A restauração provisória planeada ajuda a estabelecer o desenho da reconstrução final, uma vez que é utilizada pelo paciente ao longo do tratamento fases 3. A prótese total, a prótese parcial, a ponte adesiva e a ponte fixa são os diferentes tipos de restaurações provisórias utilizadas na implantologia dentária.

A prótese final deve ser estética. Aqui é importante considerar a linha do sorriso do paciente, a morfologia dos tecidos moles e duros adjacentes, o estado dos dentes adjacentes presentes e a relação maxilomandibular. Um fracasso estético pode ocorrer devido a uma má comunicação entre o paciente, o médico cirurgião e restaurador, e o técnico de laboratório antes do início do tratamento4.

É importante considerar os aspectos biomecânicos dos implantes dentários para um planeamento de tratamento bem sucedido 4. Os implantes dentários são sujeitos a cargas oclusais quando colocados em função. Uma carga aplicada ao implante pode induzir a deformação tanto do implante como dos tecidos circundantes. É necessário otimizar estas cargas antes da entrega da prótese para evitar falhas por fadiga. A escolha de um esquema oclusal para próteses suportadas por implantes é vasta e frequentemente controversa. Quase todos os conceitos se baseiam nos que foram desenvolvidos com dentes naturais.

Este livro aborda os vários requisitos para um diagnóstico bem sucedido e o planeamento do tratamento de restaurações com implantes em geral; os critérios para a seleção do candidato a implante; considerações radiográficas e anatómicas; considerações ósseas; planeamento do tratamento com implantes para o paciente total e parcialmente desdentado; considerações biomecânicas; e considerações oclusais para próteses suportadas por implantes.

2. RAZÕES PARA A COLOCAÇÃO DE IMPLANTES DENTÁRIOS

O objetivo da medicina dentária moderna é devolver ao doente a função, o conforto, a estética, a fala e a saúde normais, independentemente da atrofia, doença ou lesão do sistema estomatognático. No entanto, quanto maior for o número de dentes em falta num doente, mais difícil se torna este objetivo com a medicina dentária tradicional. Como resultado da investigação contínua no planeamento do tratamento, desenhos de implantes, materiais e técnicas, o sucesso previsível é agora uma realidade para a reabilitação de muitas situações clínicas difíceis que requerem implantes.

Diminuição do desempenho das próteses removíveis

A diferença entre as forças oclusais máximas registadas numa pessoa com dentes naturais e numa pessoa completamente desdentada é dramática. Na região do primeiro molar de uma pessoa dentada, a força média foi medida em 150 a 250 psi 4. Quanto mais tempo os pacientes são edêntulos, menos força eles são capazes de gerar.

Como resultado da diminuição da força oclusal e da instabilidade da prótese, a eficiência mastigatória também diminui com a perda dentária.

O consumo reduzido de alimentos ricos em fibras poderia, portanto, induzir problemas gastrointestinais em pacientes edêntulos com desempenho mastigatório deficiente. Uma função dentária comprometida provoca um desempenho deficiente da deglutição e da mastigação, o que, por sua vez, pode favorecer alterações sistémicas que favorecem a doença, a debilitação e a redução da esperança de vida.

As próteses parciais removíveis suportadas por tecidos moles têm uma das taxas mais baixas de aceitação por parte dos pacientes em medicina dentária. Os relatórios de próteses parciais removíveis indicam que a saúde da dentição restante e dos tecidos orais circundantes pode deteriorar-se. Os doentes que usam próteses parciais apresentam frequentemente maior mobilidade dos dentes pilares, maior retenção de placa bacteriana, maior hemorragia à sondagem, maior incidência de cáries e perda óssea acelerada nas regiões edêntulas. Por conseguinte, são frequentemente necessárias terapias alternativas que melhorem as condições orais e mantenham o osso.

Vantagens das próteses implanto-suportadas

A utilização de implantes dentários para fornecer suporte para próteses oferece uma multiplicidade de vantagens em comparação com a utilização de restaurações removíveis suportadas por tecidos moles .

As vantagens das próteses suportadas por implantes são

- Manutenção do osso
- Manutenção da dimensão vertical oclusal
- Estética
- Oclusão correta
- Melhoria da saúde psicológica
- Recuperação da propriocepção (consciência oclusal)
- Aumento da estabilidade
- Aumento da retenção
- Melhorado fonética
- Redução do tamanho da prótese removível (eliminar palato ou flanges)
- Melhoria da taxa de sucesso das próteses
- Aumento do tempo de sobrevivência da restauração
- Melhoria da função das próteses
- Manutenção dos músculos da mastigação e da expressão facial A experiência clínica sugere que a terapia com implantes constitui um grande benefício para os pacientes em termos de melhoria da função e da qualidade de vida. A enorme vantagem da estabilidade da prótese proporcionada pelos implantes em comparação com a mucosa oral, juntamente com a oportunidade de obter suporte e retenção protéticos sem envolver os dentes e tecidos remanescentes, têm sido razões convincentes para incentivar a utilização de implantes4.

3. SELECÇÃO DO CANDIDATO A IMPLANTE

CONTRA-INDICAÇÕES E INDICAÇÕES PARA A COLOCAÇÃO DE IMPLANTES

Contra-indicações 5

As contra-indicações relativas ao tratamento com implantes dentários podem ser enumeradas da seguinte forma:

- Indivíduo AIDS-Seropositivo
- Utilização prolongada de Conticosteróides
- Distúrbio eritropoiético
- Diabetes não controlada adequadamente
- Abuso de álcool e drogas
- Osteoporose
- Hipertensão
- Tumor maligno da bucofaringe
- Quimioterapia
- Perturbação renal ligeira
- Doença hepática (hepatite C)
- Doença endócrina grave
- Perturbação psicológica, psicose
- Falta de compreensão e de motivação
- Plano de tratamento irrealista
- Tabagismo intenso
- Estilo de vida pouco saudável (maus hábitos alimentares, dietas crónicas ou higiene inadequada)
- Bruxismo
- Distúrbio grave da ATM

- Abertura insuficiente da boca
- Gravidez

Indicações:-

As indicações para a terapia com implantes foram descritas por vários autores (Adell et al, 1981; Albrektsson et al, 1986; Blomberg e Lindquist, 1983; Laney, 1986; Lekholm e Zarb, 1985; Zarb et al, 1987). São os seguintes:

1. Paciente edêntulo

- Qualquer área edêntula que possa sofrer uma reabsorção rápida do rebordo residual.
- Coordenação muscular oral deficiente
- Baixa tolerância dos tecidos, ou seja, mais mucosa alveolar do que mucosa aderente,
- Hábitos parafuncionais que comprometem a estabilidade da prótese.
- Expectativas irrealistas dos pacientes em relação às próteses completas
- Reflexo de vómito hiperativo

2. Paciente parcialmente edêntulo com um historial de dificuldade em usar próteses parciais removíveis.

3. Paciente com falta de dentição que necessita de uma prótese parcial fixa de longo alcance.

4. Paciente que se recusa a utilizar uma prótese de tipo amovível.

5. Os implantes podem também ser indicados para a substituição de dentes isolados ou em situações de pequenas lacunas, especialmente em indivíduos mais jovens, de modo a evitar a mutilação desnecessária dos dentes vizinhos intactos.

Muitos factores são responsáveis por manter uma reconstrução de implantes bem sucedida a longo prazo. Basicamente, o paciente é analisado tanto do ponto de vista médico como do ponto de vista dentário.

Avaliação médica 5

Um questionário de saúde de carácter exaustivo deve ser a primeira via de análise para cada candidato potencial.

Historial médico

Depois de preenchido pelo doente, o formulário deve ser revisto pelo médico. As áreas que devem ser objeto de atenção primária são as seguintes.

- Sistema cardiovascular
- Sistema respiratório
- Sistema gastrointestinal
- Sistema excretor
- Sistema nervoso
- Sistema endócrino
- Sistema vascular
- Pele e membranas mucosas

Doenças do sistema cardiovascular

Os indivíduos com antecedentes de doença cardíaca, angina, enfarte do miocárdio ou várias arritmias estão sujeitos a episódios recorrentes quando colocados numa situação de stress. Deve considerar-se cuidadosamente a utilização profiláctica de antibióticos e a sedação para acalmar os receios e o trauma emocional do stress operatório.

Doenças do sistema respiratório

A bronquite crónica, a embolia pulmonar, o enfisema e os tumores pulmonares podem interferir gravemente com os mecanismos normais de cicatrização do organismo. Estes processos patológicos podem criar um risco potencialmente elevado para um doente durante a intervenção e podem contraindicar totalmente o caso.

Doenças do sistema gastrointestinal

Estados como estômago nervoso com vómitos, hiper-secreção, xerostomia e hiperacidez contribuem para a alteração do pH da saliva, o que interfere na cicatrização das mucosas.

O fígado é um dos órgãos do corpo que desempenha um enorme número de funções. Algumas das funções hepáticas, se forem afectadas, podem influenciar os mecanismos normais de cura.

Doenças dos rins e do trato urinário

Os rins são responsáveis pela composição química do sangue. Excretam os produtos residuais do metabolismo das proteínas. Doenças como a nefrite , a glomerulonefrite, as infecções crónicas do trato urinário e os tumores renais provocam perturbações da função renal formal e, por conseguinte, uma alteração da composição normal do sangue.

Doenças do Sistema Nervoso

Os epilépticos estão sujeitos a distúrbios convulsivos seguidos de estados de inconsciência. As forças que podem ser exercidas durante estas convulsões podem ser traumáticas para os implantes. Para além disso, muitos destes doentes são tratados com fenitoína sódica (Dilantin), um anticonvulsivo. Um dos efeitos da fenitoína sódica é a hipertrofia gengival, que pode ocorrer à volta do colo do pilar, podendo ser necessárias correcções cirúrgicas subsequentes.

Doenças do sistema endócrino

O gigantismo, o nanismo e a acromegalia demonstram um crescimento anormal com subsequente tamanho esquelético maxilofacial anormalmente grande ou pequeno, o que pode influenciar a intervenção com implantes. O mixedema e o cretinismo também são estados que levam a um atraso no desenvolvimento dentário, quer no padrão de erupção, quer com malformação das estruturas. Qualquer atividade anormal do cálcio no corpo requer uma análise completa antes da colocação de implantes dentários.

A doença mais comum associada ao pâncreas é a diabetes - a incapacidade do organismo para metabolizar os hidratos de carbono. Os diabéticos são propensos à doença periodontal; têm uma diminuição da resistência local e geral à infeção.

Doenças do sangue

O doente com anemia deve ser tratado com cuidado, uma vez que mesmo um procedimento cirúrgico eletivo pode causar uma queda súbita na contagem sanguínea. Qualquer forma de leucemia aguda contra-indicaria os implantes dentários.

A hemofilia é caracterizada por uma deficiência do fator VIII plasmático. Estes doentes têm hemorragias prolongadas após o mais pequeno traumatismo ou procedimento cirúrgico. Normalmente, estes doentes não são considerados para implantes dentários, a menos que seja instituída uma terapia profiláctica adequada.

Os doentes com púrpuras apresentam hemorragias prolongadas ou espontâneas e não devem ser considerados para implantes dentários.

Doenças da pele e das membranas mucosas

Estados patológicos como o líquen plano, o eritema multiforme, o lúpus eritematoso e o pênfigo afectam as membranas mucosas e a pele. Esta categoria de doentes é um grupo pobre para a restauração de implantes, porque o mecanismo de cicatrização fisiológica está comprometido.

Doença maligna

O fornecimento vascular às regiões primária ou secundariamente irradiadas foi afetado. Quando se realiza um procedimento eletivo, como a inserção de um implante, a interrupção adicional dos tecidos pode ser suficiente para causar uma maior diminuição da irrigação vascular, resultando numa falha ou mesmo numa osteorradionecrose.

Os agentes quimioterapêuticos afectam gravemente a composição fisiológica global do corpo, com a consequente diminuição da sua capacidade de se proteger contra infecções. A reconstrução de implantes é normalmente contra-indicada para doentes que tenham sido ou que estejam a ser estão a ser tratados.

AVALIAÇÃO DENTÁRIA

Vários aspectos da medicina dentária clínica devem ser incluídos nesta fase do processo de avaliação, de modo a analisar adequadamente o potencial candidato à reconstrução com implantes.

1. História dentária
2. Moldes de estudo
3. Documentação fotográfica
4. Exame clínico
5. Exame radiográfico

História dentária 5

A história dentária do paciente é um aspeto extremamente importante do processo de seleção. Se o paciente for totalmente desdentado, a capacidade de avaliar os factores etiológicos que contribuíram para a perda da dentição é muito mais difícil. A perda de dentes pode ter sido resultado de doença periodontal, cárie, trauma, tumores ou negligência grosseira por parte do paciente, bem como o resultado de negligência contributiva por parte de um profissional anterior. O processo de tomada de decisão para o dentista torna-se então mais difícil devido à falta de informação de diagnóstico adequada. Permanece a questão de saber se um paciente que perdeu a dentição natural como resultado de doença periodontal ou negligência grosseira irá ou não repetir a sua anterior falta de cuidados ou manutenção e causar a perda prematura dos implantes, apesar de esforços vigorosos. No entanto, se o paciente for semi-edêntulo, pode ser feita uma avaliação mais exacta do estado geral de saúde oral do paciente. Deve ser obtida uma história completa da perda de dentes em semi-edêntulos.

Moldes de estudo:

Todos os casos, quer se trate de uma substituição de um único dente ou de uma reconstrução protética de uma arcada completa com implantes, beneficiariam de um molde de estudo montado num articulador semi-ajustável.

Fotografias

A presença de documentação fotográfica é importante durante a formulação do plano de tratamento para permitir a recordação da anatomia, das estruturas físicas, etc., na ausência do doente. Os pacientes de implantes estão realmente a procurar o rejuvenescimento das suas vidas, um motivo que suprimem ou escondem intencionalmente do profissional. Na maioria dos casos, obtém-se um sucesso funcional para os pacientes em geral. Infelizmente, este objetivo nem sempre corresponde às expectativas do paciente. Se o resultado estético ou cosmético, "jovem", não estiver presente, pode surgir um potencial fracasso do paciente. A apresentação das fotografias pré-tratamento - face completa, face lateral e vistas intra-orais - pode, na maioria dos casos, inverter este resultado psicológico negativo.

Exame clínico

Os tecidos duros e moles devem ser avaliados tanto em termos de qualidade como de quantidade.

A presença de toros, especialmente relacionada com a potencial reconstrução protética, deve ser planeada para modificação, remoção ou ambas. Os tecidos moles, especialmente na área pretendida para a implantação, devem ser avaliados quanto à presença de anexos desfavoráveis no frénulo ou no músculo, à presença de doença ou à presença de gengiva aderida. Se não houver qualidade ou quantidade suficiente de tecido queratinizado nestes locais críticos, o plano de tratamento deve ser modificado para incluir procedimentos de enxerto satisfatórios para retificar a situação.

As relações dos maxilares devem ser avaliadas com precisão, especialmente quando estão presentes formas graves de anomalias de Classe II ou III. Pode ser necessária uma ortodontia interceptiva ou uma correção cirúrgica combinada ortodôntica/ortognática antes da reconstrução com implantes.

O número e a saúde da dentição oposta e adjacente devem ser totalmente avaliados. Os dentes comprometidos são frequentemente indicados para remoção.

O movimento da mandíbula em todas as direcções - lateral, protrusivo e vertical - deve ser avaliado antes do início de qualquer terapia. A restrição do movimento pode prejudicar os procedimentos cirúrgicos e protéticos, bem como a reconstrução final. Os compromissos oclusais ou a patologia devem ser avaliados e corrigidos.

4. CONSIDERAÇÕES ANATÓMICAS PARA A RECONSTRUÇÃO COM IMPLANTES

Para maximizar as hipóteses de sucesso, o implante deve ser colocado inteiramente dentro do osso e afastado de estruturas anatómicas significativas. Idealmente, devem estar disponíveis 10 mm de osso vertical e 6 mm de osso horizontal para a colocação do implante. Existem considerações especiais como ficar 2,0 mm acima do aspeto superior do canal alveolar inferior, 5,0 mm anterior ao forame mental e 1,0 mm do ligamento periodontal dos dentes naturais adjacentes.

A recomendação de rotina é colocar implantes com um espaçamento de 7 mm de centro a centro, o que permitiria uma largura óssea de 3 mm entre as superfícies exteriores do implante. Isto também pode ser reduzido para apenas 1 mm. No entanto, isto pode não proporcionar uma largura suficiente de tecido mole em muitos casos em que os pilares têm um diâmetro maior. A largura de 3 mm garante a viabilidade óssea e uma higiene oral adequada.

Maxila:6

A maxila anterior deve ser avaliada quanto à proximidade com a cavidade nasal. Deve permanecer um mínimo de 1,0 mm de osso entre o ápice do implante e o vestíbulo nasal. Os implantes maxilares anteriores devem ser localizados ligeiramente fora da linha média, em ambos os lados do forame incisivo.

O osso da maxila posterior é menos denso do que o da mandíbula posterior. Normalmente, é necessário um período mínimo de 6 meses para uma integração adequada dos implantes colocados no maxilar. Para além disso, é normalmente recomendado um implante por cada dente que está a ser substituído no maxilar posterior. Como o seio maxilar está próximo da crista edêntula no maxilar posterior, e devido ao aumento da pneumatização do seio, restam apenas alguns milímetros de osso entre o seio e a crista. Deve ser mantido pelo menos 1,0 mm de osso entre o fundo do seio e o implante. Pode ser necessária uma correção cirúrgica se o osso for inadequado.

Mandíbula:

A mandíbula anterior tem normalmente altura e largura adequadas para a colocação de implantes e tem uma excelente qualidade óssea.

A mandíbula posterior tem limitações, uma vez que o nervo alveolar inferior atravessa a mandíbula e deve estar presente uma margem de 2,0 mm desde o ápice do implante até ao aspeto superior do canal alveolar inferior. O desrespeito por este facto pode causar danos no nervo e dormência da extremidade inferior.

Se o comprimento for inadequado, o nervo

o reposicionamento deve ser considerado.

Dentes naturais adjacentes

Para evitar danos, é essencial manter uma distância mínima de 1,0 mm do dente natural, mas também é importante manter-se o mais próximo possível do dente natural. É recomendada uma distância de 3 mm entre a cabeça do implante e a junção cemento-esmalte do dente adjacente na maxila anterior, porque normalmente permite uma transição suave do perfil da restauração de um implante de diâmetro médio para o contorno ou dimensão natural da coroa do incisivo central ou canino maxilar.6

5. EXAME RADIOGRÁFICO: DIAGNÓSTICO IMAGIOLOGIA EM IMPLANTOLOGIA ORAL

As imagens e técnicas de diagnóstico ajudam a desenvolver e a implementar um plano de tratamento coeso e abrangente para a equipa de implantes e para o doente.4

Objectivos de imagiologia

Os objectivos do diagnóstico por imagem dependem de uma série de factores, incluindo a quantidade e o tipo de informação necessária e o período de tempo em que o tratamento é efectuado. A decisão sobre quando efetuar uma imagem e qual a modalidade de imagem a utilizar depende de três fases.

A primeira fase é designada por imagiologia de implantes pré-protéticos e envolve todos os exames radiológicos anteriores, juntamente com novos exames radiológicos escolhidos para ajudar a equipa de implantes a determinar o plano de tratamento final e abrangente do doente. Os objectivos desta fase de imagiologia incluem todas as informações cirúrgicas e protéticas necessárias para determinar a quantidade, a qualidade e a angulação do osso; a relação de quaisquer estruturas críticas com os locais de implantes potenciais.

A segunda fase é designada por imagiologia de implantes cirúrgicos e de intervenção e centra-se na assistência à intervenção cirúrgica e protésica do doente.

A terceira fase é designada por imagiologia dos implantes protéticos. Começa imediatamente após a colocação da prótese e continua enquanto os implantes permanecerem nos maxilares.

Modalidades de imagiologia

Existem muitas modalidades de imagiologia que têm sido utilizadas para imagiologia de implantes, incluindo dispositivos recentemente desenvolvidos especificamente para imagiologia de implantes dentários. Estas modalidades de imagiologia podem ser descritas como analógicas ou digitais e bidimensionais ou tridimensionais.

Modalidades de imagiologia

- Radiografia periapical
- Radiografia panorâmica
- Radiografia oclusal
- Radiografia cefalométrica
- Tomografia
- Tomografia computorizada
- Imagem por ressonância magnética
- Tomografia computorizada interactiva

Modalidades de imagiologia analógica

- Radiografia periapical
- Radiografia panorâmica
- Radiografia oclusal
- Radiografia cefalométrica

Modalidades de imagiologia tridimensional

- Tomografia computorizada
- Imagem por ressonância magnética
- Tomografia computorizada interactiva

Imagiologia pré-protética

Esta fase da imagiologia de implantes destina-se a avaliar o estado atual dos dentes e maxilares do paciente e a desenvolver e aperfeiçoar o plano de tratamento do paciente. A avaliação do doente pelos membros da equipa de implantes dentários é realizada com uma revisão do historial do doente, um exame clínico completo e uma revisão dos exames radiológicos do doente. Nesta altura, o médico deve ser capaz de excluir doenças dentárias ou ósseas e estabelecer um objetivo clínico provisório que satisfaça as necessidades funcionais e estéticas do paciente. Se o médico não conseguir excluir uma doença dentária ou óssea, é necessário efetuar mais exames clínicos e/ou radiológicos

O objetivo global desta fase do tratamento é desenvolver e implementar um plano de tratamento para o paciente que permita a restauração da função e da estética do paciente através da colocação precisa e estratégica de implantes dentários. Os objectivos específicos da imagiologia protética são: 1) identificar a doença, 2) determinar a quantidade de osso, 3) determinar a densidade óssea, 4) identificar estruturas críticas nas regiões propostas para os implantes, e 5) determinar a posição óptima da colocação do implante relativamente às cargas oclusais.

As modalidades de imagiologia enumeradas podem ser subdivididas em modalidades de imagiologia bidimensionais planas, quase tridimensionais e tridimensionais. As modalidades de imagiologia planar incluem a imagiologia periapical, bite-wings, oclusal e cefalométrica e são simplesmente projecções bidimensionais da anatomia do paciente. Assim, não é possível para o clínico desenvolver uma perspetiva tridimensional da anatomia do paciente com uma única imagem. No entanto, com um número de projecções inteligentemente orientadas, é possível desenvolver alguma informação tridimensional útil.

As modalidades de imagiologia quase tridimensional incluem a tomografia de raios X e algumas técnicas de imagiologia panorâmica transversal. Com estas técnicas, é produzida uma série de imagens tomográficas estreitamente espaçadas e a perspetiva tridimensional da anatomia do doente é desenvolvida visualizando cada imagem e mentalmente as lacunas. As técnicas de imagiologia tridimensional incluem a tomografia computorizada e a ressonância magnética e permitem ao médico visualizar um volume da anatomia do doente. Estas técnicas são quantitativamente precisas e os modelos tridimensionais da anatomia do doente podem ser derivados a partir dos dados da imagem e utilizados para produzir guias cirúrgicos estereotáxicos e estruturas protésicas.

Radiografia peri-apical

As radiografias periapicais são imagens de uma região limitada do alvéolo mandibular ou maxilar. As radiografias periapicais fornecem uma vista lateral dos maxilares e nenhuma informação de secção transversal. As radiografias periapicais podem sofrer distorção e ampliação.

Em termos dos objectivos da imagiologia pré-protética, a radiografia periapical é 1) uma modalidade útil de alto rendimento para excluir doenças ósseas ou dentárias locais, 2) de valor limitado na determinação da quantidade, porque a imagem é ampliada, pode ser distorcida e não representa a terceira dimensão da largura do osso, 3) de valor limitado na determinação da densidade ou mineralização óssea (as placas corticais laterais impedem uma interpretação precisa e não conseguem diferenciar alterações ósseas trabeculares subtis), e 4) de valor na identificação de estruturas críticas, mas de pouca utilidade na representação da relação espacial entre as estruturas e o local proposto para o implante . Na fase pré-protética, estas películas são mais frequentemente utilizadas para implantes de um único dente em regiões de largura óssea abundante.

Radiografia oclusal

A radiografia oclusal produz imagens planas de alta resolução do corpo da mandíbula ou do maxilar. As radiografias oclusais do maxilar são inerentemente oblíquas e distorcidas, pelo que não têm qualquer utilidade quantitativa para a implantologia dentária, quer para determinar a geometria quer para determinar o grau de mineralização do local do implante. Adicionalmente, são demonstradas estruturas críticas como o seio maxilar, a cavidade nasal e o canal palatino nasal, mas a relação espacial com o local do implante perde-se geralmente com esta projeção.

O grau de mineralização do osso trabecular não é determinado a partir desta projeção, e a relação espacial entre estruturas críticas, como o canal mandibular e o forame mental, e o local proposto para o implante perde-se com esta projeção. Como resultado, as radiografias oclusais raramente são indicadas para as fases pré-protéticas de diagnóstico em implantologia.

Radiografias cefalométricas

As radiografias cefalométricas são radiografias planas orientadas do crânio. A vista em corte transversal do alvéolo demonstra a relação espacial entre a oclusão e a estética com o comprimento, a largura, a angulação e a geometria do alvéolo, e é mais precisa para a determinação da quantidade de osso, ao contrário das imagens panorâmicas ou periapicais. Além disso, a vista cefalométrica lateral pode ajudar a avaliar a perda de dimensão vertical, a inter-relação da arcada esquelética, a relação coroa/implante anterior, a posição anterior do dente na prótese e o momento de forças resultante. Como resultado, as radiografias cefalométricas são uma ferramenta útil para o desenvolvimento de um plano de tratamento com implantes, especialmente para o paciente completamente desdentado. No entanto, esta técnica não é útil para demonstrar a qualidade do osso, e apenas demonstra uma imagem transversal do alvéolo.

Radiografia panorâmica

Esta modalidade é provavelmente a modalidade de diagnóstico mais utilizada na imagiologia de implantes. Esta técnica radiográfica produz uma imagem de uma secção dos maxilares de espessura e ampliação variáveis.

As imagens panorâmicas oferecem as seguintes vantagens:

1. Os pontos de referência opostos são facilmente identificados
2. A altura vertical do osso pode ser avaliada inicialmente
3. O procedimento é efectuado com comodidade
4. Pode ser avaliada a anatomia macroscópica dos maxilares e qualquer achado patológico relacionado.

Ampliação panorâmica

A radiografia panorâmica tradicional é uma técnica de alto rendimento para a demonstração de doenças dentárias e ósseas. No entanto, a radiografia panorâmica 1) não demonstra a qualidade/mineralização do osso 2) é enganadora em termos quantitativos devido à ampliação e à visão transversal tridimensional que não é demonstrada, e 3) tem alguma utilidade na demonstração de estruturas críticas, mas é pouco útil na representação da relação espacial entre a estrutura e a quantificação dimensional do local do implante.

Tomografia

Tomografia é um termo genérico, formado a partir das palavras gregas tomo (fatia) e graph (imagem), que foi adotado em 1962 pela Comissão Internacional de Unidades e Medidas Radiológicas (ICRU) para descrever todas as formas de radiografia de secções do corpo. É uma técnica especial de raios X que permite a visualização de uma secção da anatomia do doente através da desfocagem de regiões da anatomia do doente acima e abaixo da secção de interesse. A ampliação varia de aproximadamente 10% a 30%, sendo que uma ampliação maior geralmente produz imagens de maior qualidade.

Para os pacientes com implantes dentários, a tomografia de movimento complexo de alta qualidade demonstra o alvéolo e permite a quantificação da geometria do alvéolo. Esta técnica também permite determinar a relação espacial entre as estruturas críticas e o local do implante. A melhoria da imagem pode ajudar a identificar estruturas críticas, como o canal alveolar inferior. A tomografia complexa não é particularmente útil na determinação da qualidade óssea ou na identificação de doenças dentárias e ósseas.

Tomografia computorizada/tomografia axial computorizada

A descoberta e o desenvolvimento da tomografia computorizada revolucionaram a imagiologia médica. A tomografia computorizada permite a diferenciação e a quantificação de tecidos moles e duros.

A TC foi inventada por Sir Hounsfield e anunciada ao mundo da imagiologia em 1972.

A TC produz imagens axiais da anatomia de um paciente. A TC é uma técnica de imagiologia digital prospetiva. As imagens de TC são inerentemente tridimensionais.

A TC fornece um meio único de análise pós-imagiológica dos locais propostos para cirurgia ou implante, reformatando os dados da imagem para criar imagens tomográficas tangenciais e transversais do local do implante. A TC permite a avaliação dos locais de implantes propostos e fornece informações de diagnóstico que outras técnicas de imagiologia ou combinações de técnicas de imagiologia não conseguiriam. A utilidade da TC para o planeamento do tratamento com implantes dentários era evidente, mas o acesso a estas técnicas de imagiologia era limitado. O acesso a estas informações de diagnóstico exigia que um radiologista comunicasse pormenorizadamente com os médicos que o encaminhavam sobre a cirurgia prevista e, em seguida, se sentasse ao computador de imagiologia ou a uma estação de trabalho durante um período de tempo considerável para reformatar o estudo, interpretar as imagens resultantes e produzir cópias impressas das imagens para enviar ao médico que o encaminhava. Isto deu origem ao desenvolvimento de uma série de técnicas designadas genericamente por imagens Dentascan. O radiologista ou técnico simplesmente indica a curvatura da arcada mandibular ou maxilar e o computador é programado para gerar imagens referenciadas de secção transversal e tangencial/panorâmica do alvéolo, juntamente com imagens tridimensionais da arcada. As imagens panorâmicas e transversais são espaçadas de 1 mm e permitem um planeamento preciso do tratamento pré-protético. Esta técnica fornece uma grande quantidade de informações de diagnóstico que são precisas, detalhadas e específicas.

A TC permite a identificação da doença, a determinação da quantidade de osso, a determinação da qualidade do osso, a identificação de estruturas críticas nas regiões propostas e a determinação da posição e orientação dos implantes dentários. Assim, a TC é capaz de determinar todos os cinco objectivos radiológicos da imagiologia de implantes pré-protéticos.

Tomografia computorizada interactiva

A tomografia computorizada interactiva resolve muitas das limitações da TC. A TIC é uma técnica que foi desenvolvida para colmatar a lacuna na transferência de informações entre o radiologista e o médico. Esta técnica permite ao radiologista transferir o estudo imagiológico para o médico como um ficheiro informático e permite ao médico visualizar e interagir com o estudo imagiológico no seu próprio computador. O computador do médico torna-se uma estação de trabalho de diagnóstico radiológico com ferramentas para medir o comprimento e a largura do alvéolo e medir a qualidade do osso. As imagens axiais, transversais e panorâmicas são apresentadas e referenciadas de modo a que o médico possa apreciar a mesma posição ou região na anatomia do doente em cada uma das imagens.

Uma caraterística importante das TIC é que o médico e o radiologista podem efetuar uma "cirurgia eletrónica" (ES) selecionando e colocando cilindros de tamanho arbitrário que simulam implantes de forma radicular nas imagens. Com um modelo de diagnóstico adequadamente concebido, a ES pode ser realizada para desenvolver eletronicamente o plano de tratamento do paciente em três dimensões.

Atualmente, a ICT é a técnica de imagiologia mais precisa para imagiologia e cirurgia de implantes, mas apresenta algumas limitações. A ES permite a colocação de implantes electrónicos no estudo imagiológico, mas o refinamento e a orientação relativa exacta da posição do implante são difíceis e complicados.

Imagem por ressonância magnética

A ressonância magnética (RM) é uma técnica desenvolvida na imagiologia médica que é provavelmente a mais inovadora e revolucionária, para além da tomografia computorizada.

A imagiologia por RM é uma técnica de imagiologia tridimensional com um processo eletrónico de aquisição de imagens e uma imagem digital resultante. As sequências de imagens utilizadas para obter imagens de RM podem ser variadas para obter imagens de gordura, água ou equilibradas da anatomia do doente. As imagens de RM resultantes têm o osso cortical a aparecer escuro ou preto e a gordura ou água a aparecer brilhante ou branca. Tal como a TC, a RM é uma técnica quantitativamente precisa com secções tomográficas exactas e sem distorção.

A RM é utilizada na imagiologia de implantes como uma técnica de imagiologia secundária quando as técnicas de imagiologia primárias, como a tomografia complexa, a TC ou a ICT, falham. A tomografia complexa não consegue diferenciar o canal alveolar inferior em 60% dos casos de implantes e a TC não consegue diferenciar o canal alveolar inferior em aproximadamente 2% dos casos de implantes. A RM visualiza a gordura no osso trabecular e diferencia o canal alveolar inferior e o feixe neurovascular do osso trabecular adjacente. A imagiologia por RM orientada da mandíbula posterior é dimensionalmente quantitativa e permite a diferenciação espacial entre estruturas críticas e o local proposto para o implante. A RM não é útil para caraterizar a mineralização óssea nem é uma técnica de alto rendimento para identificar doenças ósseas ou dentárias.

Modelos de diagnóstico

O objetivo dos modelos radiográficos de diagnóstico é incorporar o plano de tratamento proposto pelo doente no exame radiográfico. Para tal, é necessário desenvolver um plano de tratamento antes do procedimento de imagiologia. Idealmente, a montagem de moldes de diagnóstico, um enceramento de diagnóstico, um acordo entre os médicos sobre o número e a localização dos implantes dentários propostos e a autorização prévia do tratamento proposto por parte do paciente fazem da matriz de diagnóstico uma ferramenta muito útil e, muitas vezes, o fator determinante no plano de tratamento final do paciente. O procedimento de imagiologia pré-protética permite a avaliação do local do implante proposto na posição e orientação ideais identificadas por marcadores radiográficos incorporados na férula.

Tomografia computorizada

As superfícies das restaurações propostas e a posição e orientação exactas de cada implante dentário devem ser incorporadas no modelo de TC de diagnóstico. Existem basicamente duas: uma produzida a partir de uma reprodução em vacuform e outra produzida a partir de uma reprodução em acrílico processado do enceramento de diagnóstico.

A férula acrílica processada é modificada revestindo as restaurações propostas com uma película fina de sulfato de bário e preenchendo um orifício efectuado através da superfície oclusal da restauração com guta percha. As superfícies da restauração proposta tornam-se então radiopacas no exame de TC e a posição e orientação do implante proposto é identificada pelo tampão radiopaco de guta percha dentro da restauração proposta.

Tomografia

Os modelos de diagnóstico para os exames de tomografia são geralmente menos precisos do que os exigidos nos exames de TC. As informações de diagnóstico disponíveis nos exames de tomografia não são tão pormenorizadas ou precisas como as disponíveis nos exames de TC. O modelo de tomografia mais simples é produzido através da obtenção de uma vacuform do molde de diagnóstico do doente com rolamentos de esferas de 3 mm colocados nas posições de implante propostas. Os rolamentos de esferas podem também servir como uma medida da ampliação do sistema de imagiologia. Os modelos que incorporam cilindros ou tubos metálicos nos locais de implante propostos também permitem a avaliação de tomogramas.

6. DIVISÕES DO OSSO DISPONÍVEL

Osso disponível 4

O osso disponível descreve a quantidade de osso na área edêntula considerada para implantação. É medido em termos de largura, altura, comprimento, angulação e rácio coroa-corpo do implante.

Altura do osso disponível

A altura mínima de osso disponível para implantes endósteos está relacionada com a densidade do osso. O osso mais denso pode acomodar um implante mais curto, e o osso menos denso e mais fraco requer um implante mais longo.

A altura do osso disponível é medida a partir da crista da crista edêntula até ao ponto de referência oposto, como o seio maxilar ou o canal mandibular nas regiões posteriores. As regiões anteriores são limitadas pelas narinas maxilares ou pelo bordo inferior da mandíbula.

A altura original do osso maxilar anterior disponível é inferior à altura do osso mandibular disponível. A largura do osso na maxila posterior é reabsorvida mais rapidamente do que a sua contraparte mandibular. Os pontos de referência opostos limitam mais a altura óssea disponível nas regiões posteriores. Como resultado, nas áreas onde são geradas mais forças e a dentição natural tem dentes mais largos e até duas ou três raízes, são frequentemente utilizados implantes mais estreitos e mais curtos, se existirem, e em número insuficiente devido aos factores anatómicos limitadores.

A altura óssea disponível é primeiramente estimada por avaliação radiográfica nas regiões edêntulas ideais e opcionais, onde são necessários pilares de implantes para a prótese pretendida. A radiografia panorâmica continua a ser o método mais comum utilizado para este efeito.

A altura mínima do osso para uma sobrevivência previsível do implante endosteal a longo prazo aproxima-se dos 10 mm. As taxas de insucesso relatadas na literatura são consistentemente mais elevadas para implantes mais curtos, independentemente do desenho do fabricante, das caraterísticas da superfície e do tipo de aplicação. A altura mínima de 10 mm aplica-se à maioria dos desenhos de implantes endósteos em forma de parafuso em osso denso.

Este requisito de altura pode ser reduzido no osso muito denso da sínfise de uma mandíbula atrófica quando a prótese é uma sobredentadura, ou aumentado no osso muito poroso do maxilar posterior.

Largura do osso disponível

A largura do osso é medida entre as placas facial e lingual na crista do potencial local do implante. A crista do rebordo edêntulo é suportada por uma base mais larga. Na maioria das áreas, a secção transversal de forma triangular permite uma osteoplastia para obter uma maior largura de osso, embora de altura reduzida. A maxila anterior não segue esta regra porque a maioria das cristas edêntulas apresenta uma concavidade labial na zona dos incisivos, responsável por uma configuração em ampulheta.

Os implantes em forma de raiz com um diâmetro de crista de 4,0 mm requerem normalmente mais de 5,0 mm de largura óssea para garantir uma espessura óssea e um fornecimento de sangue suficientes à volta do implante para uma sobrevivência previsível. Estas dimensões fornecem mais de 0,5 mm de osso em cada lado do implante na crista.

Comprimento do osso disponível

O comprimento mesiodistal do osso disponível numa área edêntula é frequentemente limitado por dentes ou implantes adjacentes. O comprimento do osso disponível necessário para a sobrevivência do implante endosteal depende da largura do osso. Para osso com mais de 5 mm de largura, um comprimento mesio-distal mínimo de 7 mm é normalmente suficiente para cada implante. Uma largura de osso inferior a 5 mm requer um implante de 2-3 mm com compromissos como uma menor área de superfície e uma maior concentração de tensão na crista. No rebordo mais estreito, é frequentemente indicada a colocação de dois ou mais implantes de menor diâmetro, quando possível, de modo a obter uma área de superfície óssea suficiente para compensar a deficiência na largura do implante.

Angulação óssea disponível

A angulação do osso é o quarto fator determinante do osso disponível. Idealmente, está alinhada com as forças de oclusão e é paralela ao longo eixo da restauração protética.

Em áreas edêntulas com um rebordo largo, foram desenvolvidas modificações mais largas até 30 graus de divergência com o(s) implante(s) adjacente(s), dentes naturais ou forças axiais de oclusão. Quanto maior for o diâmetro do implante, menor é a quantidade de tensão transmitida ao osso da crista. Além disso, a maior largura do osso oferece alguma latitude na angulação aquando da colocação do implante.

O rebordo estreito, mas de largura adequada, requer frequentemente um implante de forma radicular de desenho mais estreito. Em comparação com os diâmetros maiores, o desenho de diâmetro mais pequeno causa maior tensão na crista e pode não oferecer a mesma gama de pilares personalizados. Além disso, a largura mais estreita do osso não permite tanta latitude na colocação relativamente à angulação dentro do osso. Isto limita a angulação aceitável do osso no rebordo estreito a 20 graus em relação ao eixo das coroas clínicas adjacentes ou a uma linha perpendicular ao plano oclusal.

Rácio entre a coroa e o corpo do implante

O corpo corono-implantar tem impacto na aparência da prótese final e na quantidade de momento de força sobre o implante e o osso da crista circundante. A altura da coroa é medida a partir do plano oclusal ou incisal até à crista do rebordo e a altura do implante endosteal a partir da crista do rebordo até ao seu ápice. Quanto maior for a altura da coroa, maior será a força de momento ou braço de alavanca com qualquer força lateral.

DIVISÕES DO OSSO DISPONÍVEL

Divisão A (Abundant Bone)

Divisão A Forma-se osso abundante logo após a extração do dente. O volume ósseo abundante mantém-se durante alguns anos, embora a altura óssea interseptal seja reduzida e a largura original da crista seja reduzida em pelo menos 30% no espaço de 2 anos. A divisão A corresponde a um osso disponível abundante em todas as dimensões. A largura é superior a 5 mm, a altura é superior a 10 a 13 mm (consoante a densidade óssea) e o comprimento mesio-distal do osso é superior a 7 mm. A angulação de carga para a Divisão A não excede 30 graus entre o plano oclusal e o corpo do implante. O requisito da relação coroa-corpo do implante do osso da Divisão A é inferior a 1 e é um fator determinante quando são introduzidas forças laterais na prótese. Quando desfavorável (superior a 1), este potencial multiplicador de forças deve ser compensado pelo desenho, diâmetro, comprimento ou número do implante.

A divisão A é mais frequentemente restaurada com implantes de forma de raiz da divisão A. Os implantes com forma de raiz apresentam várias vantagens em relação a outros designs endósteos, como os implantes com forma de placa ou transósteos.

As vantagens da distribuição do stress das formas radiculares incluem uma maior área total, um maior diâmetro do implante, um design melhorado e uma maior densidade de envolvimento do osso. Um implante em forma de placa ou transosteal requer, pelo menos, 15 a 20 mm de osso disponível em comprimento para suporte ósseo, mesmo em osso disponível largo.

Quanto maior for o diâmetro permucoso do pilar e do corpo do implante, menor será a tensão transferida para a crista óssea circundante. O diâmetro de um implante em forma de raiz é aproximadamente o dobro do diâmetro dos implantes em forma de placa ou transósseos e permite uma diminuição drástica da tensão na crista óssea.

Existem muitas vantagens relacionadas com a prótese dos implantes com forma de raiz em comparação com as formas de placa ou transósteos. Os implantes de forma radicular podem proporcionar um suporte independente de uma prótese ou podem ser unidos a dentes naturais e/ou implantes. O maior diâmetro do pilar do implante em forma de raiz permite uma melhor estética da coroa do pilar. O pilar de implante de maior diâmetro melhora as condições de higiene oral na interface da coroa emergente. Os sistemas de forma de raiz oferecem várias opções de pilar protético. Os pilares rectos e angulados para cimento ou parafuso, os pilares de fixação e os pilares fundidos personalizados são alguns exemplos. A flexibilidade de uma prótese aumenta relativamente ao cubo da distância entre pilares. Uma prótese fixa com dois pônticos flexiona 8 vezes mais do que uma restauração com um pôntico. As formas radiculares adicionais colocadas num local edêntulo diminuem o número de pônticos. A flexão reduzida permite diminuir as complicações como a fratura da porcelana ou a prótese não retida.

A competência necessária para colocar implantes com forma de raiz é muito menor do que para colocar uma forma de placa ou um implante transosteal. As formas radiculares requerem uma osteotomia redonda de profundidade, largura e angulação específicas, preparada com uma série de brocas rotativas calibradas. Os implantes em forma de placa necessitam de uma osteotomia à mão livre que, frequentemente, não pode ser reta em termos de comprimento ou angulação. A colocação de dois implantes em forma de raiz requer menos de metade do tempo necessário para a colocação de um implante em forma de placa ou transósseo.

O implante em forma de raiz pode ser inserido ao nível ou abaixo da crista do rebordo edêntulo. O colo do implante em forma de placa estende-se acima do osso e é frequentemente permucoso durante a fase de cicatrização. Como resultado, o implante em forma de placa está mais exposto ao risco de trauma durante a cicatrização, o que pode causar movimento na interface osso-implante. Se ocorrer movimento, o resultado é tecido fibroso e maior risco de mobilidade. O implante em forma de raiz pode ser preparado com uma peça de mão de baixa velocidade e uma temperatura óssea mais controlada. As osteotomias de implantes em forma de placa requerem uma broca de maior velocidade e o aumento da temperatura óssea é mais variável.

Divisão B (Osso Mal Suficiente)

À medida que o osso é reabsorvido, a largura do osso disponível diminui primeiro à custa da placa cortical facial. O osso cortical é mais espesso nos aspectos linguais do osso alveolar, no primeiro ano, e observa-se uma diminuição de 40% na largura do osso nos primeiros 1 a 3 anos após a extração do dente. Como resultado, o rebordo mais estreito é muitas vezes inadequado para muitos implantes em forma de raiz com 4-10 mm de diâmetro. Quando este volume ósseo da Divisão B é atingido, pode manter-se durante mais de 20 anos.

O osso da Divisão B oferece uma altura de osso disponível suficiente. O requisito de altura do osso disponível continua a ser de, pelo menos, 10 mm, como na Divisão A, mas a largura do osso varia entre 2,5 e 5 mm. A largura do osso disponível da Divisão B pode ser separada em cristas de 4 a 5 mm e largura B menos (B-w), com 2,5 a 4 mm de largura.

As três opções de tratamento disponíveis para a crista edêntula da Divisão B são

1. Modificar o rebordo da Divisão B existente para outra divisão através de osteoplastia para permitir a colocação de implantes de forma radicular com 4 mm ou mais de largura.

2. Inserir um implante estreito Division B root form implante.

3. Modificar o osso existente da Divisão Bpara a divisão A através de um aumento.

Um FP-1, o restauro obriga à opção3 de aumento. O perfil de emergência deste tipo de coroa definitiva, que não compromete a higiene, requer um implante de forma radicular da Divisão A.

Uma restauração RP-4 ou RP-5 requer, na maioria das vezes, a opção 1- osteoplastia. Com este método, ganha-se espaço inter-arcos e permite-se o fabrico da sobredentadura e da barra de superestrutura com acessórios sem compromisso.

A A segunda principal opção de tratamento para o osso disponível estreito da Divisão B é a raiz de pequeno diâmetrode pequeno diâmetro. Os implantes de forma de raiz de diâmetro mais pequeno (3,25 a 3,5 mm) foram concebidos para o osso disponível da Divisão B.

Os implantes Os implantes com forma de raiz da Divisão B têm várias desvantagens inerentes quando comparados com os implantes de maior diâmetro.

1. Quase o dobro da tensão está concentrada na região superior da crista à volta do implante.

2. As cargas laterais no implante resultam num stress quase 3 vezes superior ao das formas radiculares da Divisão A.

3. As fracturas por fadiga da coluna do pilar aumentam.

4. O perfil de emergência da coroa é menos estético.

5. As condições em torno do aspeto cervical da coroa para os cuidados diários

são fracas.

6. O desenho do implante é frequentemente deficiente na região da crista. A fim de aumentar a espessura da parede do corpo do implante para reduzir a fratura, não existe um desenho de roscas ou de forças de compressão, mas isto aumenta ainda mais a tensão e a quantidade de cargas de cisalhamento no osso.

7. O ângulo de carga deve ser reduzido para menos de 20 graus para compensar o pequeno diâmetro.

8. São frequentemente necessários dois implantes para um suporte protético adequado.

9. Os custos dos implantes não estão relacionados com o diâmetro, pelo que o aumento do número de implantes resulta num maior custo para o médico e para o doente.

Devido a estas preocupações com a forma da raiz Division B, esta opção é utilizada maioritariamente para a substituição de um único dente de um incisivo lateral maxilar ou incisivo mandibular, em que o osso disponível é restrito na largura mesiodistal. Ou, este implante é utilizado em adição a outros implantes, pelo que a área de superfície é aumentada pelo número de implantes, em vez do tamanho.

A terceira alternativa de tratamento para esta categoria de osso consiste em transformar o rebordo da Divisão B numa Divisão A, enxertando o rebordo edêntulo com osso autógeno e/ou desmineralizado liofilizado (DFDB) e/ou substitutos ósseos sintéticos, com ou sem membranas de regeneração tecidular guiada. Se este enxerto se destinar à colocação de implantes, é necessário um período de cicatrização de, pelo menos, 4 a 6 meses para a maturação do enxerto e antes da colocação de implantes endósseos.

Divisão C (Osso comprometido)

O osso disponível da Divisão C é deficiente numa ou mais dimensões (largura, comprimento, altura, angulação ou relação coroa/implante). Por conseguinte, a largura pode ser inferior a 2,5 mm, a altura inferior a 10 mm, o rácio coroa/implante igual ou superior a 1 e/ou a angulação superior a 30 graus, independentemente da posição do corpo do implante no local edêntulo.

A reabsorção do osso disponível ocorre primeiro em largura óssea e depois em altura. Como resultado, o rebordo da Divisão B continua a reabsorver em largura, embora a altura do osso ainda esteja presente, até se tornar inadequado para qualquer desenho de implantes endósteos. A categoria óssea é designada por Divisão C menos largura (C-w). O processo de reabsorção continua, e o osso disponível é então reduzido em altura e designado por C-h.

O médico deve ter em conta que o osso C-w reabsorverá para uma crista C-h tão rapidamente como o A reabsorve para B e mais rapidamente do que o B reabsorve para C-w. Para além disso, o osso C-h disponível acabará por evoluir para a Divisão D ou para uma atrofia grave sem intervenção de implantes ou enxertos ósseos.

A crista edêntula da Divisão C não oferece tantos elementos para uma sobrevivência previsível do implante endósseo ou para uma gestão protética em comparação com as Divisões A ou B.

O médico e o doente devem ter consciência de que as próteses implanto-suportadas do rebordo da Divisão C são mais complexas e têm um pouco mais de complicações na cicatrização, na conceção da prótese ou na manutenção a longo prazo. O doente necessita normalmente de um maior apoio protético. Os planos de tratamento alterados que diminuem o stress podem proporcionar um tratamento previsível e a longo prazo.

Existe uma subcategoria pouco comum da Divisão C, nomeadamente a C-a. Nesta categoria, o osso disponível é adequado em altura e largura, mas a angulação é superior a 30 graus, independentemente da colocação do implante. Quando observada, esta condição é mais frequentemente encontrada na mandíbula anterior ou no maxilar com regiões de rebaixamento facial.

Existem seis opções de tratamento para a Divisão C do osso. Estas incluem:

1. Osteoplastia
2. Implantes com forma de raiz
3. Implantes superiosteais
4. Procedimentos de aumento

5. Implantes de estrutura de ramos

6. Implantes transosteais.

Divisão D (Osso Deficiente)

A reabsorção óssea a longo prazo pode resultar na perda completa do processo alveolar, acompanhada de atrofia do osso basal. A atrofia severa descreve a condição clínica da crista da Divisão D. A diminuição do osso basal acaba por resultar numa maxila completamente plana, podendo mesmo ocorrer reabsorção da espinha nasal. Na mandíbula, o tubérculo genial superior torna-se o aspeto mais superior da crista. O músculo mental perdeu grande parte da sua fixação e a porção superior do músculo fixa-se perto da crista da crista reabsorvida. O músculo bucinador pode aproximar-se do músculo milo-hióideo e formar uma aponeurose acima do corpo da mandíbula. O arco mandibular também apresenta deiscência nos forames mentais e porções do canal mandibular. Por isso, não é raro que esses pacientes se queixem de parestesia no lábio inferior, principalmente durante a mastigação. O rácio coroa/implante é superior a 5, o que constitui um multiplicador de força significativo e raramente pode ser reduzido o suficiente para proporcionar sucesso a longo prazo.

O doente completamente desdentado da Divisão D é o mais difícil de tratar em implantologia dentária. Se o implante falhar, o doente pode tornar-se num aleijado dentário, incapaz de usar qualquer prótese. Por conseguinte, recomenda-se vivamente a utilização de enxertos ósseos autógenos para melhorar a antes de se tentar qualquer tratamento com implantes. Uma vez os enxertos autógenos e deixados a cicatrizar durante 5 ou mais meses, podem ser inseridos implantes endósteos ou subperiosteais, dependendo da divisão do osso obtida.

Os implantes com forma de raiz endosteal sem enxertos autógenos podem ser utilizados em raras ocasiões na mandíbula anterior da Divisão D, quando o osso remanescente é denso e a arcada oposta é edêntula. É necessário ter cuidado durante a colocação, porque a fratura mandibular na inserção ou durante a cicatrização pós-operatória é uma complicação possível. O rácio coroa/implante pode ser superior a 5 para 1, e o número de implantes quatro ou menos. Uma restauração removível RP-5 é normalmente indicada para estas situações. No entanto, a restauração RP-5 permite que a reabsorção óssea e a atrofia continuem nas regiões posteriores. Por isso, a terapia prudente é educar o paciente quanto aos riscos da situação e oferecer o enxerto autólogo e os implantes.

7. DENSIDADE ÓSSEA E SUCESSO CLÍNICO

Vários grupos independentes registaram taxas de insucesso mais elevadas em osso de má qualidade em comparação com osso de melhor qualidade. Adell etal relatou uma taxa de sucesso aproximadamente 10% maior na mandíbula anterior em comparação com a maxila anterior. Schnitman et al. também registaram um sucesso inferior na mandíbula posterior em comparação com a mandíbula anterior quando o mesmo protocolo foi seguido por Schnitman et al. As taxas de insucesso clínico mais elevadas foram registadas na maxila posterior.

A mandíbula anterior tem maior densidade óssea do que a maxila anterior. A mandíbula posterior tem uma densidade óssea mais fraca do que a mandíbula anterior. A qualidade óssea mais fraca no ambiente oral existe normalmente no maxilar posterior. Cinquenta e cinco por cento de todas as falhas de implantes num estudo realizado por Jaffin e Berman ocorreram no tipo de osso mole. Regra geral, as regiões posteriores da boca têm osso menos denso do que as regiões anteriores, tanto na maxila como na mandíbula.

Esquemas de classificação óssea relacionados com a implantologia dentária

Linkow, em 1970, classificou a densidade óssea em três categorias 7

Estrutura óssea de classe I: Este tipo de osso ideal consiste em trabéculas uniformemente espaçadas com pequenos espaços cancelados.

CategoriaII estrutura óssea: O osso tem espaços esponjosos ligeiramente maiores com menor uniformidade do padrão ósseo.

Estrutura óssea de classe III: Existem grandes espaços preenchidos por medula óssea entre as trabéculas ósseas.

Linkow afirmou que o osso de classe III resulta num implante solto; o osso de classe II era satisfatório para implantes; e o osso de classe I era uma base muito satisfatória para próteses de implantes.

Em 1985, Lekholm e Zarb propuseram uma diferenciação entre a quantidade (forma) e a qualidade do osso maxilar na região anterior dos maxilares. A classificação é a seguinte:

Quantidade (forma):

A. Osso alveolar não reabsorvido

B. Alguma reabsorção do osso alveolar

C. Reabsorção completa do osso alveolar

D. Alguma reabsorção do osso basal

E. Reabsorção extrema do osso basal

Quanlidade:

Qualidade I: composto por osso compacto homogéneo.

Qualidade 2: apresenta uma camada espessa de osso compacto que envolve um núcleo de osso trabecular denso.

Qualidade 3: tem uma fina camada de osso cortical que envolve osso trabecular denso de resistência favorável.

Qualidade 4: tem uma fina camada de osso cortical que envolve um núcleo de osso trabecular de baixa densidade.

Classificação da densidade óssea de Misch (1988)4

	Classificação da densidade óssea de Misch
Osso	**Densidade**
D1	Osso cortical denso
D2	Osso cortical espesso, denso a poroso, na crista e osso trabecular grosseiro no interior
D3	Osso cortical poroso fino na crista e trabecular fino
	osso no interior
D4	Osso trabecular fino
D5	Osso imaturo, não mineralizado

Densidade óssea - sentido tátil

A perfuração e colocação de implantes no osso D1 é semelhante à perfuração em madeira de carvalho ou de ácer. O osso D2 é semelhante à sensação tátil de perfuração em pinho branco ou abeto. O osso D3 é semelhante à perfuração em madeira de balsa. O osso D4 é semelhante à perfuração em esferovite.

Localização da densidade óssea

O osso D1 quase nunca é observado na maxila. Na mandíbula, o osso D1 é observado aproximadamente 8% das vezes. O osso D1 é observado duas vezes mais frequentemente na mandíbula anterior do que na mandíbula posterior.

A densidade óssea D2 é a densidade óssea mais comum observada na mandíbula. A mandíbula anterior é constituída por osso D2 em dois terços das vezes. Aproximadamente metade dos pacientes tem osso D2 na mandíbula posterior. A maxila apresenta osso D2 com menos frequência do que a mandíbula.

A densidade óssea D3 é muito comum no maxilar. Mais de metade dos doentes têm osso D3 na arcada superior. A maxila anterior tem osso D3 em cerca de 65% das vezes, enquanto quase metade dos doentes têm maxilas posteriores com osso D3 (mais frequentemente na região dos pré-molares). Quase metade das mandíbulas posteriores também apresenta osso D3 (mais frequentemente na região dos pré-molares). Quase metade das mandíbulas posteriores também apresenta osso D3, enquanto aproximadamente 25% das mandíbulas edêntulas anteriores têm osso D3. O osso mais macio, D4, é mais frequentemente encontrado nos maxilares posteriores.

A maxila anterior é normalmente tratada como osso D3, a maxila posterior como osso D4, a mandíbula anterior como osso D2 e a mandíbula posterior como osso D3. Uma determinação mais exacta da densidade óssea pode ser feita com tomogramas computorizados.

Força e densidade óssea

A densidade óssea está diretamente relacionada com a resistência do osso antes da microfratura. Uma diferença de dez vezes na resistência óssea pode ser observada do osso D1 ao D4. O osso D2 apresentou uma resistência à compressão final 47% a 68% maior, em comparação com o osso D3.

Influência da densidade óssea na transferência de carga

A distribuição mecânica da tensão ocorre principalmente onde o osso está em contacto com o implante. Quanto menor for a área de osso em contacto com o corpo do implante, maior será a tensão global, quando todos os outros factores são iguais. A percentagem de contacto ósseo é significativamente maior no osso cortical do que no osso trabecular. O osso cortical lateral de uma mandíbula anterior da Divisão A fornece a percentagem mais elevada de osso em contacto com um implante endósteo. As trabéculas esparsas do osso frequentemente encontradas na maxila posterior (D4) oferecem menos áreas de contacto com o corpo do implante.

No osso D1, a maioria das tensões concentra-se em torno do implante, perto da crista, e a tensão é de menor magnitude. O osso D2, com a mesma carga, sustenta uma tensão crestal ligeiramente maior e a intensidade da tensão estende-se mais apicalmente, ao longo do corpo do implante. O osso D4 apresenta as maiores tensões crestais e a magnitude da força de carga no implante avança mais apicalmente ao longo do corpo do implante. Consequentemente, a magnitude da tensão pode permanecer semelhante e dar origem a uma das seguintes três situações clínicas diferentes, com base na densidade óssea: 1) cargas ósseas fisiológicas e nenhuma perda óssea, 2) cargas ósseas patológicas e perda óssea crestal, ou 3) cargas patológicas graves e falha do implante. Por conseguinte, para reequilibrar a equação, os planos de tratamento devem ser modificados para cada densidade óssea.

Densidade óssea e planeamento do tratamento

A densidade óssea é um modificador do plano de tratamento com implantes de várias formas - factores protéticos, tamanho do implante, desenho do implante, condição da superfície do implante, número de implantes e carga progressiva.

À medida que a densidade óssea diminui, a resistência do osso também diminui. Para diminuir a incidência de microfractura óssea, a tensão no osso deve ser reduzida. A tensão está diretamente relacionada com o stress. Consequentemente, a tensão no sistema de implantes também deve ser reduzida à medida que a densidade óssea diminui. A tensão é igual à força dividida pela área funcional sobre a qual é aplicada. Uma forma de reduzir as cargas biomecânicas nos implantes é através da conceção da prótese. Por exemplo, o comprimento do cantilever pode ser encurtado ou eliminado, podem ser concebidas mesas oclusais mais estreitas e minimizadas as cargas de compensação, o que reduz a quantidade de carga. As restaurações RP-4, em vez de próteses fixas, permitem ao doente remover as restaurações à noite e reduzir as forças parafuncionais nocturnas. As próteses RP-5 permitem que o tecido mole partilhe a força oclusal e reduzem a tensão sobre os implantes. Os protectores noturnos e as superfícies oclusais em acrílico distribuem e dissipam as forças parafuncionais num sistema de implantes. À medida que a densidade óssea diminui, estes factores protéticos tornam-se mais importantes.

A carga sobre o implante também pode ser influenciada pela direção da força exercida sobre o corpo do implante. Uma carga direcionada ao longo do eixo longo do corpo do implante diminui a quantidade de tensão na região da crista óssea em comparação com uma carga angular. Por conseguinte, à medida que a densidade óssea diminui, o ângulo de carga no corpo do implante deve ser mais axial. O stress também pode ser reduzido aumentando a área funcional sobre a qual a força é aplicada. O aumento do número de implantes é uma excelente forma de reduzir o stress através do aumento da área de carga funcional. Três implantes, em vez de dois, podem reduzir para metade o binário dos momentos aplicados pelo implante e as forças de reação óssea em dois terços, dependendo da posição e do tamanho.

A macrogeometria do implante pode ser aumentada para diminuir o stress. O osso D4 requer implantes relativamente mais longos para a fixação inicial e carga precoce em comparação com outras densidades ósseas. Isto pode exigir enxertos sinusais na parte posterior do maxilar. Com base na experiência clínica a longo prazo de corpos de implantes roscados em forma de V, a altura mínima do osso para a fixação inicial e cicatrização para o osso D1 é de 10 mm; para o osso D2, 12 mm; e para o D3, 14 mm, utilizando o design clássico do implante de parafuso com rosca em V e a condição da superfície de titânio.

A largura do implante também pode diminuir o stress, aumentando a área de superfície. Este facto pode também reduzir a necessidade de comprimento. Por cada 0,5 mm de aumento na largura, há um aumento da área de superfície entre

10% e 15%. O osso D4 deve frequentemente utilizar implantes mais largos em comparação com o osso D1 ou D2.

Sugere-se vivamente um desenho de implante diferente para cada densidade óssea, uma vez que o osso tem uma diferença de dez vezes na resistência e flexibilidade entre as qualidades ósseas D1 e D4. Um implante D4 deve ter a maior área de superfície de design, enquanto um implante D1 deve ser concebido para facilitar a colocação cirúrgica. Por exemplo, um design clássico de parafuso com rosca em V tem 30% mais área de superfície do que um implante cilíndrico. Um desenho de rosca com mais roscas tem mais área de superfície do que um com menos roscas. A profundidade do design clássico da rosca em V é de 0,4 mm, mas a profundidade da rosca pode ser mais rasa ou mais profunda. Quanto mais profunda for a rosca, mais funcional será a área de superfície. Um corpo de implante D4 deve ter mais e mais profundas roscas do que um corpo de implante D1.

Os revestimentos do corpo de um implante podem aumentar a área de superfície e os revestimentos de hidroxiapatite (HA) também aumentam o contacto com o osso. Os revestimentos de HA são fortemente sugeridos no osso D4 e resultaram em melhores taxas de sobrevivência a curto prazo, quando comparados com o titânio isolado. Os revestimentos também têm algumas desvantagens. A retenção da placa quando exposta acima do osso, a contaminação e o aumento do custo são algumas das preocupações com os revestimentos de HA. Por conseguinte, o benefício/risco dos revestimentos de HA sugere que sejam utilizados apenas na maioria dos ossos D4 porosos.

A carga óssea progressiva prevê um aumento gradual das cargas oclusais, separadas por um intervalo de tempo para permitir a acomodação do osso. Quanto mais macio for o osso, mais importante é a carga progressiva.

8. FACTORES DE STRESS

O sucesso clínico e a longevidade dos implantes dentários endósseos são controlados, em grande parte, pela saúde da região da crista óssea e dos tecidos moles circundantes. A perda óssea crestal precoce tem sido observada em implantes há décadas. A sua quantidade é variável e diminui drasticamente após o primeiro ano. As hipóteses actuais para a perda precoce vão desde a reflexão do periósteo durante a cirurgia, a preparação da osteotomia do implante, a invasão bacteriana, o estabelecimento de uma largura biológica e factores de stress.4

Factores de stress

A etiologia da perda óssea crestal precoce e da falha precoce do implante após a carga deve-se principalmente ao excesso de stress transmitido à interface imatura implante-osso. Os planos de tratamento devem incorporar métodos para reduzir o stress, para que a perda óssea inicial seja menos provável de ocorrer.

Factores de força

Uma vez determinado o tipo de prótese, devem ser avaliados os potenciais níveis de força que serão exercidos sobre a prótese. Os factores dentários que causam stress incluem principalmente:

1. Parafunção
2. A posição do pilar no arco
3. Dinâmica mastigatória
4. A natureza do arco de oposição
5. A direção das forças de carga
6. O rácio coroa/implante

Força de mordida normal

As maiores forças naturais exercidas contra os dentes e, consequentemente, contra os implantes, ocorrem durante a mastigação. Estas forças são principalmente direcionadas perpendicularmente ao plano oclusal nas regiões posteriores, são de curta duração, ocorrem apenas durante breves períodos do dia e variam entre 5 e 44 lb para dentes naturais. A musculatura peri-oral e a língua exercem uma força horizontal mais constante, mas mais leve, sobre os dentes ou sobre os implantes. Estas forças chegam a atingir 3 a 5 psi durante a deglutição. Uma pessoa engole 25 vezes por hora enquanto está acordada e 10 vezes por hora enquanto dorme, ou seja, um total de 480 vezes por dia.

Parafunção

As forças parafuncionais nos dentes ou implantes são caracterizadas por oclusão repetida ou sustentada e há muito que são reconhecidas como prejudiciais para o sistema estomatognático. A causa mais comum de perda precoce de fixação rígida durante o primeiro ano de carga do implante é o resultado da parafunção.

A parafunção pode ser classificada como ausente, ligeira, moderada ou grave. O bruxismo e o cerramento são os factores mais críticos a avaliar em qualquer reconstrução com implantes, uma vez que não se obterá sucesso a longo prazo com uma parafunção grave de bruxismo ou cerramento.

Bruxismo

O bruxismo é o ranger de dentes vertical e horizontal, não funcional. As forças envolvidas são significativamente mais elevadas do que as cargas mastigatórias fisiológicas normais. O bruxismo pode afetar os dentes, os músculos, as articulações, o osso, os implantes e/ou as próteses. Estas forças podem ocorrer enquanto o doente está acordado ou a dormir e podem gerar várias horas por dia de força acrescida sobre os dentes.

O bruxismo não representa necessariamente uma contraindicação para implantes, mas influencia dramaticamente o planeamento do tratamento.

Aperto de mão

O apertamento é a força exercida de uma superfície oclusal para a outra sem quaisquer movimentos. As forças são direcionadas mais verticalmente para o plano de oclusão, pelo menos nas regiões posteriores da boca. Não é provável que haja desgaste dos dentes; por isso, o apertamento passa muitas vezes despercebido durante o exame intra-oral.

Mobilidade dentária e/ou maior sensibilidade à temperatura, sensibilidade e/ou hipertrofia muscular, desvio na abertura, abertura limitada, linhas de tensão no esmalte, abfracção cervical e fadiga do material são todos sinais clínicos associados ao apertamento.

Impulso da língua e tamanho

O impulso parafuncional da língua é a força não natural da língua contra os dentes durante a deglutição. Foi registada uma força de aproximadamente 41 a 709 g/cm^2 nas áreas anterior e lateral da placa durante a deglutição. Foram identificados oito tipos diferentes de tração da língua; anterior, posterior unilateral e posterior bilateral são os mais comuns.

Embora a força de impulso da língua seja de menor intensidade do que outras forças para-funcionais, é de natureza horizontal e pode aumentar a tensão no local permucoso do implante.

A colocação de implantes e dentes protéticos num paciente deste tipo resulta num aumento da força lateral, que pode ser contínua.

Posição no arco

A força máxima de mordida é maior na região dos molares e diminui à medida que as medições progridem anteriormente. As forças na região anterior dos incisivos correspondem a aproximadamente 35 a 50 psi; as da região dos caninos variam de 47 a 100 psi; enquanto as da região dos molares variam de 127 a 250 psi.

Arco oposto

Os dentes naturais transmitem maiores forças de impacto, através de contactos oclusais, do que as próteses completas suportadas por tecidos moles. Para além disso, a força oclusal máxima dos pacientes com próteses completas é reduzida e pode variar entre 5 e 26 psi.

Os doentes com próteses parciais podem registar forças de aproximadamente 26 psi, o que é intermédio entre as dos dentes naturais e as das próteses completas e depende da localização e condição dos dentes, músculos e articulações restantes.

9. OPÇÕES PROTÉTICAS EM IMPLANTOLOGIA DENTÁRIA

Em 1989, Misch referiu cinco opções protéticas disponíveis na implantologia dentária. As primeiras três opções são as próteses fixas (PF). Podem substituir dentições parciais ou totais e podem ser cimentadas ou aparafusadas. Estas opções dependem da quantidade de estruturas de tecidos duros e moles substituídas. Comum a todas as opções fixas é a impossibilidade de o paciente remover a prótese. Dois tipos de restaurações finais são próteses removíveis (PR); dependem da quantidade de suporte do implante e não da aparência da prótese.4

	Classificação protética
Tipo	**Definição**
FP-1	Prótese fixa; substitui apenas a coroa; tem o aspeto de um dente natural.
PQ-2	Prótese fixa; substitui a coroa e uma parte da raiz; o contorno da coroa parece normal na metade oclusal, mas é alongado ou hipercontornado na metade gengival.
FP-3	Prótese fixa; substitui as coroas em falta e a cor da gengiva e parte do local edêntulo; a prótese utiliza mais frequentemente dentes de dentadura e gengiva acrílica, mas pode ser de porcelana ou metal.
RP-4	Prótese removível; sobredentadura totalmente suportada por implante.
RP-5	Prótese removível; sobredentadura suportada por tecido mole e implante.

PRÓTESES FIXAS

FP-1

Uma FP-1 é uma restauração fixa e parece ao paciente substituir apenas as coroas anatómicas dos dentes naturais em falta. Normalmente, a perda de tecidos duros e moles é mínima. O volume e a posição do osso residual permitem frequentemente a colocação ideal do implante numa localização semelhante à raiz de um dente natural.

A prótese FP-1 é mais frequentemente desejada na região anterior do maxilar. No entanto, a largura e/ou altura do osso da crista são frequentemente insuficientes; é frequentemente necessário um aumento antes da colocação do implante para obter uma coroa de aspeto natural na região cervical. Uma vez que não existem papilas interdentárias nos rebordos edêntulos, é necessária uma gengivoplastia após o posicionamento do pilar para melhorar o contorno gengival interproximal.

O material de restauração de eleição para uma prótese FP-1 é a liga de porcelana a metal nobre. Uma subestrutura de metal nobre pode ser facilmente separada e soldada no caso de um encaixe não passivo na prova de metal. As margens supragengivais da coroa apresentam menos corrosão, e os metais nobres em contacto com os implantes corroem menos do que as ligas não preciosas.

PQ-2

Uma prótese fixa FP-2 parece restaurar a coroa anatómica e uma parte da raiz do dente natural. Estas restaurações são semelhantes a dentes que apresentam recessão gengival e perda óssea periodontal. Se a linha do lábio alto durante o sorriso ou a linha do lábio baixo durante a fala forem favoráveis e não mostrarem as regiões cervicais, os dentes mais compridos não têm normalmente qualquer consequência, desde que o doente tenha sido informado deste facto antes do tratamento.

O material de eleição para uma prótese FP-2 é também o metal precioso ou a porcelana. Uma complicação das próteses FP-2 que não é ocultada pela posição do lábio durante o sorriso ou a fala pode ser resolvida através da utilização de um dispositivo amovível de substituição de tecidos moles.

FP-3

A FP-3 é uma restauração fixa que parece substituir os dentes naturais e uma parte do tecido mole. No entanto, aqui, ao contrário da prótese FP-2, o paciente tem uma linha labial maxilar alta durante o sorriso ou uma linha labial mandibular baixa durante a fala. Como resultado, o paciente mostrará os dentes mais compridos, que não têm um aspeto natural. Na FP-3, a cor e o contorno gengival restaurados dão aos dentes um aspeto mais natural em termos de tamanho e forma e imitam a região da papila interdentária. A adição de acrílico ou porcelana de tom gengival para uma aparência mais natural é frequentemente indicada porque a perda óssea é comum. Quando os dentes de acrílico e de prótese são adicionados a uma superestrutura metálica, designa-se por prótese híbrida.

Uma restauração de porcelana para metal FP-3 é mais difícil de fabricar do que uma prótese FP-2. A porcelana cor-de-rosa é mais difícil de fazer aparecer como tecido mole e normalmente requer mais ciclos de cozedura. Isto aumenta o risco de porosidade e fratura da porcelana. No entanto, uma maior incidência de fratura é uma complicação destas restaurações.

Uma restauração FP-2 ou FP-3 tem normalmente rácios coroa/implante maiores em comparação com os tipos de próteses fixas FP-1. É colocado um maior momento de força nas regiões cervicais dos implantes, especialmente durante as excursões mandibulares. Como resultado, devem ser considerados pilares de implante adicionais para suportar as restaurações

RP-4

A RP-4 é uma prótese removível completamente suportada pelos implantes e/ou dentes. Normalmente, são necessários cinco implantes na mandíbula e seis a oito implantes na maxila para fabricar próteses RP-4 completamente suportadas por implantes nos pacientes com critérios dentários favoráveis.

A colocação de implantes para uma prótese RP-4 é diferente da colocação de uma prótese fixa. Os dentes da prótese e o volume acrílico são necessários para a restauração. Para além disso, tem de ser adicionada uma superestrutura e acessórios de sobredentadura aos pilares do implante.

A prótese RP-4 pode ter o mesmo aspeto que uma restauração FP-1, FP-2 ou FP-3.

RP-5

A RP-5 é uma prótese amovível que combina o suporte do implante e dos tecidos moles. A quantidade de suporte de implante é variável. A sobredentadura mandibular completamente edêntula pode ter dois implantes anteriores independentes ou esplintados na região do canino para melhorar a retenção, três implantes esplintados nas áreas pré-molar e central para proporcionar estabilidade lateral, ou quatro implantes esplintados com uma barra em cantilever para reduzir as abrasões e limitar a quantidade de cobertura de tecido mole necessária para o suporte. A principal vantagem de uma restauração RP-5 é o custo reduzido.

10. PLANEAMENTO DO TRATAMENTO COM IMPLANTES PARA O PACIENTE COMPLETAMENTE DESDENTADO

As duas opções de tratamento disponíveis para os pacientes completamente desdentados são

Sobredentadura suportada por implantes

Prótese fixa suportada por implantes

SOBREDENTADURA IMPLANTO-SUPORTADA 2

Vantagens das sobredentaduras sobre implantes

O paciente obtém várias vantagens com uma prótese implanto-suportada:-

Perda óssea anterior mínima; evita a perda óssea

Melhoria da estética

Melhoria da estabilidade (reduz ou elimina o movimento da prótese)

Oclusão melhorada (oclusão reprodutível da relação cêntrica)

Diminuição das escoriações dos tecidos moles

Melhoria da eficiência e força de mastigação

Aumento da eficiência oclusal

Melhoria da retenção

Apoio melhorado

Melhoria do discurso

Tamanho reduzido da prótese (elimina os flanges do palato)

Próteses maxilofaciais melhoradas

A sobredentadura sobre implantes também oferece muitas vantagens práticas em relação à prótese parcial fixa completa suportada por implantes. São necessários menos implantes porque as áreas de tecido mole podem fornecer suporte adicional. A estética de muitos pacientes edêntulos com perda óssea moderada a avançada é melhorada com uma sobredentadura em comparação com uma restauração fixa. O suporte de tecidos moles para a aparência facial é frequentemente necessário para um paciente com implantes devido à perda óssea avançada. As condições de higiene e os cuidados domésticos e profissionais são melhorados com uma sobredentadura em comparação com uma prótese fixa.

Desvantagens das sobredentaduras sobre implantes :-

A principal desvantagem de uma sobredentadura mandibular está relacionada com o desejo do paciente, principalmente porque não quer poder remover a prótese.

Uma sobredentadura é mais difícil de fabricar do que uma prótese fixa de metal fundido com porcelana quando não existe espaço suficiente para a altura da coroa, e é mais propensa à fadiga e fratura dos componentes.

Os utilizadores de sobredentaduras mandibulares incorrem frequentemente em maiores despesas a longo prazo do que os utilizadores de restaurações fixas.

Uma das principais preocupações das sobredentaduras RP-5 em comparação com as RP-4 ou restaurações fixas é a perda óssea contínua nas regiões posteriores.

Outro efeito secundário da sobredentadura mandibular é a impactação alimentar.

Prótese fixa com implante de arcada completa 2

Uma restauração fixa oferece a vantagem psicológica de agir e sentir-se semelhante aos dentes naturais, enquanto uma sobredentadura, mesmo totalmente suportada por implantes, continua a ser uma prótese amovível.

As sobredentaduras removíveis sobre implantes requerem uma maior manutenção e apresentam complicações protéticas mais frequentes do que as restaurações fixas. Uma sobredentadura mandibular prende frequentemente os alimentos por baixo dos seus rebordos, à semelhança de uma dentadura. O contorno de uma restauração fixa é menos propenso ao aprisionamento de alimentos

Existem cinco opções de tratamento disponíveis para o tratamento protético com implantes fixos da arcada completa mandibular. As mais ideais são as opções 4 e 5.

Na opção de tratamento 4, os implantes são colocados nos três segmentos da mandíbula. As posições chave dos implantes para esta opção de tratamento incluem os dois primeiros molares, dois caninos, implantes secundários na posição do segundo pré-molar ou incisivo e um implante terciário na posição do primeiro pré-molar. Todos os implantes no lado anterior e num lado posterior são unidos para uma prótese fixa de nove unidades. O outro segmento posterior é restaurado de forma independente com uma prótese fixa independente de três unidades suportada por implantes nos primeiros pré-molares e na região do primeiro molar como posição chave. Normalmente, são utilizados pelo menos seis implantes nesta opção. Podem ser inseridos implantes adicionais (até nove) quando os factores de força são maiores. A principal vantagem desta opção de tratamento é a eliminação de quaisquer cantilevers. A quinta opção de tratamento consiste em colocar implantes em todas as secções da mandíbula e fabricar uma prótese em três secções independentes. Esta opção é a que requer mais implantes.

O número mínimo de implantes e as localizações sugeridas para uma prótese fixa ou RP-4 na maxila completamente edêntula são normalmente sete: pelo menos uma posição de incisivo central, posições de canino bilaterais, locais de segundo pré-molar bilaterais e metade distal bilateral dos locais de primeiro molar superior.

Vantagens da prótese fixa implanto-suportada de arcada completa 8

1. concetualmente brilhante e apoiado por dados de investigação convincentes.

2 - Enormes benefícios psicológicos e funcionais.

3. uma cura para o doente desadaptativo

Desvantagens da prótese fixa de arco completo

1 Aplicação limitada

2 Relativamente complexo de realizar

3 Caro

4 Os resultados estéticos podem ser difíceis e imprevisíveis

5 A manutenção nem sempre é fácil e pode ser dispendiosa

6 O tamanho da mesa oclusal tem de ser reduzido.

11. OPÇÕES DE RESTAURAÇÃO COM IMPLANTES PARA O PACIENTE PARCIALMENTE EDÊNTULO

As opções de tratamento com implantes disponíveis para o paciente parcialmente desdentado são

1. Restauração de implantes de extensão distal 6

O suporte de implante oferece grandes vantagens no tratamento de pacientes parcialmente desdentados nos quais não existe um pilar terminal disponível. Nesta situação, o plano de tratamento dentário convencional incluiria uma prótese parcial removível. No entanto, com a alternativa do implante, os pacientes podem evitar o desconforto e o incómodo de uma prótese removível. Existem duas opções de restauração de extensão distal. Uma opção consiste em colocar um implante distal ao pilar mais posterior e fabricar uma prótese fixa que ligue o implante ao dente natural. A outra opção é colocar dois ou mais implantes posteriores ao dente natural mais distal e fabricar uma restauração totalmente suportada por implantes. Se o rácio coroa/implante for favorável, podem ser considerados dois implantes para suportar uma prótese parcial fixa de três unidades. Se os implantes forem curtos e as coroas forem longas, recomenda-se vivamente a colocação de um implante para substituir cada dente em falta. Em caso de dúvida, são utilizados mais implantes quando são esperadas forças mais pesadas (por exemplo, a parte posterior da boca em doentes com evidência de atividade parafuncional). Utilizam-se menos implantes quando se esperam forças mais leves (por exemplo, os que se opõem a uma dentadura completa ou os que suportam uma prótese na parte anterior da boca).

2. Restauração de uma extensão edêntula longa

Podem ser utilizadas opções semelhantes no tratamento de uma extensão edêntula longa. O médico pode optar por colocar vários implantes entre os restantes dentes naturais e fabricar uma restauração totalmente suportada por implantes. Como alternativa, podem ser colocados um ou dois implantes no espaço edêntulo longo e a restauração final pode ser ligada aos dentes naturais. Quando é necessário ligar os implantes e os dentes naturais, recomenda-se a proteção dos dentes com coifas telescópicas. Desta forma, a possibilidade de recuperação da prótese pode ser mantida. Para além disso, alguns períodos edêntulos longos requerem a reconstrução de tecidos moles e duros, bem como de dentes. Nestes casos, recomenda-se a utilização de dentes de resina processados para uma restauração metalo-cerâmica . A estética dos tecidos moles pode ser imitada com mais facilidade e precisão com resina processada a quente e defeitos grandes. Este tipo de restauração tem sido chamado de híbrido porque combina os princípios da prótese fixa e removível convencional. Para defeitos mais pequenos, pode ser utilizada porcelana cor-de-rosa para compensar a falta de tecido mole.

3. Restauração de implante de dente único 6

A utilização de implantes unitários na restauração de dentes em falta é uma opção atractiva para o paciente e para o dentista. No entanto, requer uma colocação cuidadosa dos implantes e um controlo preciso de todos os componentes protéticos. As restaurações de um único dente suportadas por implantes podem ser indicadas nas seguintes situações:

1. Uma dentição intacta

2. Uma dentição com espaços que seriam mais difíceis de tratar com próteses fixas convencionais.

3. Dentes ausentes distalmente quando os cantilevers ou as próteses parciais removíveis não são indicados

4. Uma prótese que precisa de imitar de perto o dente natural em falta. Os requisitos para coroas de implantes de um só dente são os seguintes:

1. Estética

2. Anti-rotação para evitar o afrouxamento do componente protético

3. Simplicidade - para minimizar a quantidade de componentes utilizados

4. Acessibilidade - para manter uma saúde oral óptima

5. Variabilidade - para permitir que o médico controle a altura, o diâmetro e a angulação da restauração do implante.

Foram desenvolvidos vários sistemas para responder a estas exigências. As indicações comuns incluem incisivos laterais superiores congenitamente ausentes e dentes em que o tratamento endodôntico não foi bem sucedido. O afrouxamento do parafuso tem sido mais frequentemente associado à coroa de implante de um único molar posicionado terminalmente.

Coroas de implantes cimentadas versus coroas de implantes aparafusadas 6

As coroas de implantes cimentadas podem ser cimentadas a um pilar aparafusado. Os cimentos de fosfato de zinco, ionómero de vidro e resina composta foram todos sugeridos para este fim. No entanto, a possibilidade de recuperação da restauração do implante não é normalmente considerada quando é utilizado um cimento permanente. Os cimentos provisórios têm sido recomendados porque permitem a recuperação da restauração. Contudo, a imprevisibilidade dos agentes de cimentação provisórios pode levar a uma recuperação difícil ou a uma deslocação prematura.

A simplicidade e, em alguns sistemas, a economia são as principais vantagens das restaurações cimentadas. Além disso, a cimentação permite pequenas correcções angulares para compensar as discrepâncias entre a inclinação do implante e o contorno da coroa facial.

A resistência à rotação é particularmente crítica com próteses cimentadas e o pilar deve incorporar uma caraterística anti-rotativa. Os dentes muito pequenos são mais facilmente substituídos por coroas de implantes cimentadas.

Uma ideia errada sobre as coroas cimentadas é que são mais simples e têm menos episódios de afrouxamento dos parafusos. De facto, requerem mais tempo de cadeira e têm a mesma propensão para se soltarem. No entanto, são esteticamente mais agradáveis e menos dispendiosas.

A coroa aparafusada do implante é fixada ao pilar ou diretamente ao implante. A principal vantagem desta restauração é a sua capacidade de recuperação. A possibilidade de recuperação permite a remoção da coroa, o que pode facilitar a avaliação dos tecidos moles, o desbridamento do cálculo e quaisquer outras modificações necessárias. Para além disso, as futuras considerações de tratamento podem ser feitas mais facilmente e são menos dispendiosas se a restauração de implante for recuperável. A principal desvantagem de uma restauração de implante aparafusada é que o parafuso pode soltar-se durante a função. Idealmente, deve ser colocado um implante por cada dente a ser restaurado. Este número é particularmente importante quando implantes mais curtos são colocados em osso de fraca qualidade. Quando os implantes com mais de 13 mm podem ser colocados em osso denso, são aceitáveis dois implantes por cada três dentes a serem substituídos.

Ligação dos implantes aos dentes naturais

Foi sugerido que a ligação de um único implante osseointegrado a um dente natural com uma prótese parcial fixa pode criar forças excessivas devido à imobilidade relativa do implante osseointegrado em comparação com a mobilidade funcional de um dente natural. Durante a função, o dente move-se dentro dos limites do seu ligamento periodontal, o que pode criar tensão no colo do implante até duas vezes a carga implícita na prótese. Os potenciais problemas com este tipo de restauração incluem 1) rutura da osseointegração 2) falha de cimento no pilar natural 3) afrouxamento do parafuso ou do pilar e 4) falha do componente protético do implante. Esta situação é encontrada clinicamente quando o pilar mais posterior é perdido na arcada dentária e é necessária uma prótese fixa para ligar um único implante ao dente natural. Se possível, deve ser fornecida uma prótese parcial fixa totalmente suportada por implantes com dois ou mais implantes. Contudo, as limitações anatómicas do seio maxilar ou do canal mandibular limitam frequentemente os esforços de restauração dirigidos a um único local de fixação.

Quando é necessário ligar um implante a um dente natural, devem ser utilizados pilares múltiplos de implantes ou de dentes naturais. Uma fixação de semi-precisão (rasgo de chaveta) na prótese entre o implante e o dente natural pode resolver potenciais problemas.

Quando as circunstâncias ditam a utilização de um pilar de dente natural, deve ser considerada uma coifa telescópica. Esta é permanentemente cimentada ao dente natural e pode evitar a cárie se ocorrer um afrouxamento. É utilizado cimento provisório para fixar a prótese à coifa. Se o cimento sair da coroa do implante, o dente natural continuará a estar protegido.

12. IMPLANTES DE SUBSTITUIÇÃO IMEDIATA E PRECOCE

Os protocolos cirúrgicos tradicionais de implantes, como o descrito por Branemark, defendiam o abandono dos locais de extração durante 12 meses para permitir a cicatrização completa e a maturação do osso. No entanto, a reabsorção do osso durante períodos de tempo alargados conduzia frequentemente a uma situação em que o osso era insuficiente para a colocação do implante. Assim, foram desenvolvidos protocolos em que os implantes são colocados no momento da extração do dente ou pouco depois, antes de ocorrer uma reabsorção óssea significativa.9 **Momento da colocação do implante**

O implante pode ser colocado imediatamente após a extração do dente durante o mesmo procedimento cirúrgico ("Colocação imediata de implantes") ou após um atraso de algumas semanas, caso em que é designado por "Colocação precoce".

Vantagens da colocação imediata

1 Número reduzido de procedimentos cirúrgicos 2. Optimiza a visualização do alvéolo de extração 3. Pode ser necessária a elevação do retalho

Desvantagens da colocação imediata

2 Contraindicado em caso de infeção manifesta

3 É necessário ter cuidado se a extração for suficientemente traumática para complicar o processo de cicatrização.

Vantagens da colocação precoce

1 Permite a resolução da infeção

2 Permite a cicatrização dos tecidos moles para cobrir o alvéolo

3 Pode permitir a cicatrização precoce do osso

Desvantagens da colocação precoce

1. são necessários procedimentos cirúrgicos adicionais
2. o osso pode ser insuficiente para alcançar a estabilidade primária do implante

13. NÚMEROS E ESPAÇAMENTO DOS IMPLANTES

Existem algumas diretrizes gerais quanto ao número de implantes necessários em diferentes situações.10

Quanto mais dentes necessitarem de ser substituídos, maior será a variação, especialmente quando se consideram também os dentes molares. Por exemplo, quatro incisivos inferiores em falta podem ser facilmente substituídos por dois implantes que suportam uma ponte de quatro unidades. Quatro incisivos superiores em falta podem ser substituídos por uma ponte suportada por três implantes.

Dois dentes molares em falta exigiriam três implantes normais ou, em alternativa, dois implantes mais largos. Os implantes com diferentes parâmetros podem ser escolhidos de acordo com o dente que estão a substituir. Por exemplo, na maioria dos sistemas, um implante padrão com cerca de 4 mm de diâmetro pode ser utilizado na maioria das situações. No entanto, a substituição de incisivos laterais superiores ou incisivos inferiores simples pode exigir implantes de diâmetro mais estreito, enquanto que um dente molar pode ser substituído de forma mais satisfatória por um implante de 5 a 6 mm de diâmetro.

É um grande erro tentar colocar demasiados implantes num determinado espaço e, se necessário, deve ser preconizado um tratamento ortodôntico para otimizar o espaçamento. O espaçamento é necessário para proporcionar:

1. Uma largura adequada de osso e tecido mole entre os implantes e os dentes adjacentes

2. Para que os componentes da prótese não choquem uns com os outros

3. Para que o paciente possa limpar a prótese de forma eficaz, os implantes colocados junto aos dentes naturais devem ter um mínimo absoluto de 1 mm de osso intermédio e, de preferência, 2 mm. É aconselhável deixar um pouco mais de espaço entre as cabeças dos implantes, idealmente 3 mm e não menos de 2 mm. Isto deve-se ao facto de, em muitos sistemas, os pilares serem maiores do que as cabeças dos implantes e a restauração ser frequentemente concebida de modo a aumentar o seu diâmetro para estabelecer um bom perfil de emergência.

Com todos estes factores a competir pelo espaço, é fácil ver como o tecido mole e a higiene oral podem ser comprometidos se os implantes forem colocados demasiado próximos uns dos outros.

É de notar que as diretrizes acima não têm em conta os diferentes diâmetros de implantes disponíveis. Em muitos casos, os fabricantes recomendam um espaçamento mínimo entre os centros dos implantes, que depende do seu diâmetro e dos requisitos mínimos de tecido interveniente descritos acima.

O volume ósseo que pode acomodar o diâmetro e o comprimento do implante proposto tem de ser determinado radiograficamente. Os implantes devem ser selecionados para garantir uma fixação óptima, mas raramente são necessários implantes com mais de 15 mm. Em muitos casos, o clínico está limitado pela necessidade de evitar danos em estruturas anatómicas importantes, como o nervo dentário inferior. A avaliação do comprimento deve permitir uma margem de segurança adequada, especialmente porque muitas brocas são concebidas para preparar o local do implante ligeiramente mais comprido do que o implante escolhido.

14. RESTAURAÇÕES PROVISÓRIAS

Na maioria dos planos de tratamento, a restauração provisória é um componente essencial. Ajuda a estabelecer o desenho da reconstrução final e é utilizada pelo paciente ao longo das fases de tratamento. São utilizadas as seguintes restaurações provisórias.10

1. Prótese completa
2. Prótese parcial
3. Pontes adesivas
4. Pontes fixas

As próteses completas são utilizadas como uma restauração provisória para pacientes edêntulos. Existe um período após a colocação cirúrgica dos implantes em que as próteses não devem ser usadas. Isto evita a carga transmucosa precoce dos implantes e permite a redução adequada do edema pós-cirúrgico, facilitando a adaptação correta da prótese. Em geral, os procedimentos de enxerto ósseo e de aumento do rebordo não devem ser efectuados a menos que a prótese possa ser deixada de fora durante um período considerável após a cirurgia.

As próteses parciais podem ser utilizadas em selas anteriores e posteriores e aplicam-se as mesmas restrições que às próteses totais. A sua construção é simples e económica. As próteses acrílicas permitem um ajuste fácil para acomodar quaisquer alterações no perfil do tecido após a colocação do implante e os pilares transmucosos quando estes são colocados.

A ponte adesiva é mais comummente utilizada como restauração provisória na substituição de um único dente ou de pequenas extensões em regiões anteriores. Uma substituição de um único dente é normalmente retida por um único retentor adjacente, enquanto a substituição de vários dentes requer mais pilares. Os retentores provisórios devem ser facilmente removíveis e, por isso, recomenda-se o desenho Rochette em vez do Maryland.

As pontes fixas retidas por restaurações de cobertura total podem ser o tratamento de eleição, particularmente para os pacientes que estão a fazer tratamentos extensos e que não estão preparados para passar um período de tempo sem uma restauração fixa. Isto pressupõe a presença de um número suficiente de dentes para suportar a ponte provisória ou transitória. Também permite a realização de procedimentos de aumento do rebordo sem o risco de carga transmucosa e o micromovimento associado que afecta a cicatrização. A ponte pode ter de permanecer no local durante um período de tempo considerável, com remoção e substituição frequentes. Os dentes pilares devem ser adequadamente preparados para permitir a fundição de uma estrutura metálica com resistência e rigidez suficientes e para o acrílico/compósito. Deve ser tido em conta o facto de a ponte ter de ser modificada após a ligação do pilar.

15. PRINCÍPIOS DA IMPLANTOLOGIA ESTÉTICA

Um fracasso estético é a consequência direta de uma comunicação deficiente ou inexistente entre o paciente, os médicos de cirurgia e restauração e o técnico de laboratório antes do início do tratamento.

Do ponto de vista estético, é necessário verificar a linha do sorriso que define a zona estética do paciente, a morfologia dos tecidos duros e moles adjacentes, o estado dos dentes adjacentes, se presentes, e a relação maxilomandibular.11

Zona estética

A restauração anterior maxilar suportada por implantes é uma das restaurações mais desafiantes em medicina dentária. A perceção do sucesso ou insucesso estético baseia-se na correspondência da cor, forma, textura da superfície e brilho da restauração com a dos dentes naturais adjacentes. Para além disso, o sucesso ou insucesso depende do perfil de emergência - a zona de transição desde o topo do ombro do implante, passando pelo tecido mole, até à área da margem. Finalmente, para garantir a sobrevivência do implante a longo prazo, as restaurações suportadas por implantes devem cumprir três critérios interdependentes para serem consideradas esteticamente bem-sucedidas. 1. Morfologia ideal dos tecidos duros e moles

2. Tipo e posição ideais do implante

3. Conhecimentos técnicos adequados que abordam problemas específicos dos implantes

Morfologia ideal dos tecidos duros e moles

O paciente avalia o sucesso de qualquer restauração individual na zona estética comparando a restauração com o lado contralateral, que na maioria dos casos é um dente natural rodeado por tecidos saudáveis. Por conseguinte, toda a restauração deve ser indistinguível da referência em circunstâncias normais para ser considerada bem sucedida.

A harmonia e a continuidade dos tecidos duros e moles são fundamentais para obter uma restauração esteticamente agradável. Isto inclui a localização apicocoronal dos tecidos gengivais, a sua textura e cor, e a forma e altura das papilas.

Tipo e posição ideais do implante

A posição ideal do implante é determinada e depende da posição ideal do dente. O enceramento diagnóstico de modelos de diagnóstico corretamente montados é um pré-requisito absoluto antes de qualquer cirurgia de implantes, servindo base para a avaliação protética. Isto é especialmente verdadeiro para a restauração de um único dente, em que pequenas imprecisões na posição do implante podem resultar em perfis de emergência não naturais, contornos de coroa e papilas diferentes.

A colocação bem sucedida do implante deve ser efectuada em três planos: vestibular, mesiodistal e apicocoronal.

O implante na zona estética é colocado principalmente em relação ao perfil de emergência vestibular ideal da restauração.

É vantajoso selecionar diâmetros de implante específicos para cada restauração que permitam o desenvolvimento de um perfil de emergência adequado, mantendo um sulco peri-implantar pouco profundo entre 3 mm e 4 mm apicalmente à emergência da restauração a partir dos tecidos gengivais, correlacionando com a altura ou largura biológica dos tecidos moles à volta de qualquer implante.

A colocação de um implante numa área estética de perda dentária, independentemente da morfologia dos tecidos duros e moles, já não é adequada em alguns casos. Em vez disso, está disponível uma variedade de técnicas de enxerto ósseo ou de aumento ósseo, antes ou aquando da colocação do implante, para desenvolver um local de implante que satisfaça as necessidades estéticas. A férula cirúrgica é utilizada durante os procedimentos de aumento para permitir ao cirurgião determinar a quantidade e a localização exacta do enxerto durante o procedimento em duas fases, bem como durante a colocação do implante com procedimentos de enxerto concomitantes.

Zona não estética

Embora as restaurações de implantes posteriores raramente sejam exibidas na zona estética, um planeamento adequado resultará em restaurações de aspeto natural e esteticamente agradáveis. É colocado o maior número possível de implantes nas regiões posteriores para aumentar o suporte na área em que ocorrerão as maiores cargas. Um wax-up de diagnóstico serve de guia durante todo o tratamento.

A angulação bucolingual do implante em zonas não estéticas não é tão crucial como o espaçamento mesiodistal para obter uma forma dentária e um espaçamento interproximal adequados.

Critérios de seleção de implantes

Os seguintes parâmetros de desenho do implante têm um efeito direto na reconstrução protética e, consequentemente, no sucesso estético da restauração:-

Componente anti-rotacional:

Os implantes para substituições de um único dente requerem componentes anti-rotacionais, enquanto que os implantes múltiplos não requerem esta caraterística se forem colocados em conjunto com esplintagem primária (ou seja, a restauração é aparafusada diretamente no implante ou pilar). No entanto, se o caso for restaurado com esplintagem secundária (ou seja, os pilares segmentados individuais de cada implante são esplintados em conjunto por uma superestrutura), os implantes têm de ter componentes anti-rotacionais.

Considerações sobre o macrodesenho dos implantes

As duas principais categorias de design de implantes são o parafuso e o cilindro. Estudos a longo prazo revelam uma taxa de sobrevivência comparável entre os dois desenhos.

A principal diferença entre os dois desenhos reside na sua colocação cirúrgica. Os implantes do tipo parafuso requerem mais instrumentação durante a colocação em comparação com os cilindros, daí a necessidade de tempo cirúrgico adicional. A vantagem dos implantes tipo parafuso é o seu melhor controlo apicocoronal. Os parafusos podem ser facilmente ajustados ao nível desejado no osso em conjunto com o perfil de emergência e são, por isso, mais adequados para casos esteticamente exigentes.

Considerações sobre o diâmetro do implante:

Um perfil de emergência mais ideal pode ser obtido quando o diâmetro do implante se aproxima do diâmetro do dente a ser substituído. Os diâmetros dos implantes devem depender do tamanho do dente a ser substituído e da morfologia óssea.

Seleção do pilar

Os pilares são selecionados no modelo de trabalho, dependendo do nível ósseo, da profundidade dos tecidos, da angulação do implante em relação à coroa e do tamanho do dente que precisa de ser substituído. O pilar é fixado ao análogo do implante em o modelo mestre e preparado sob a orientação de um modelo vacuform, que é um duplicado do enceramento de diagnóstico.

A linha de acabamento pode ser subgengival ou supragengival, dependendo das necessidades estéticas. Se for desejada uma margem subgengival, a sua profundidade depende da espessura do tecido. Os tecidos mais finos necessitam de uma margem colocada mais apicalmente do que as gengivas mais espessas, que mascaram o envelhecimento da gengiva devido ao pilar.

Pilares em cerâmica

Recentemente, foram desenvolvidos sistemas de pilares totalmente em cerâmica com o objetivo de obter uma aparência mais estética da restauração, especialmente no terço gengival. A principal vantagem destes sistemas reside na ausência de metal, que precisa de ser mascarado pelos tecidos ou pela restauração. Esta ausência pode ser vantajosa em casos com espessura de tecido muito fina e profundidades de implante pouco profundas, permitindo uma restauração esteticamente mais agradável.

Considerações sobre a infraestrutura

As restaurações de porcelana fundida com metal têm sido o padrão para restaurações suportadas por implantes em pacientes parcialmente edêntulos. A chave para obter resultados estéticos óptimos reside na facilidade com que a luz passa através do material cerâmico e para os tecidos peri-implantares. Os problemas encontrados com as restaurações de porcelana fundida com metal são mais evidentes na área da margem e continuam apicalmente nos tecidos gengivais.

O metal subjacente do implante, o pilar metálico e o desenho da coifa da restauração provocam o acinzentamento dos tecidos gengivais. No entanto, com a localização adequada da margem e a seleção e aplicação do material, o acinzentamento pode ser significativamente reduzido ou eliminado nos 2 mm mais coronais dos tecidos. A localização apicocoronal ideal do ombro do implante das restaurações anteriores do maxilar é de 3 a 4 mm.

16. CONSIDERAÇÕES BIOMECÂNICAS SOBRE IMPLANTES DENTÁRIOS

Cargas aplicadas aos implantes dentários 4

Os implantes dentários são sujeitos a cargas oclusais quando colocados em função. Estas cargas podem variar drasticamente em termos de magnitude, frequência e duração, dependendo dos hábitos parafuncionais do paciente. Também podem ser aplicadas cargas mecânicas "passivas" aos implantes dentários durante a fase de cicatrização devido à flexão mandibular, ao contacto com o parafuso de cobertura da primeira fase e/ou à extensão da permucosa da segunda fase.

As forças periorais da língua e a musculatura circum-oral podem gerar cargas horizontais baixas, mas frequentes, nos pilares dos implantes. Estas podem ser de maior magnitude com hábitos orais parafuncionais ou impulso da língua. Finalmente, a aplicação de próteses não passivas aos corpos dos implantes pode resultar em cargas mecânicas aplicadas ao pilar, mesmo na ausência de cargas oclusais.

Três tipos de forças

As forças podem ser descritas como sendo de compressão, de tração ou de corte. As forças de compressão tentam empurrar as massas umas para as outras. As forças de tração afastam os objectos. As forças de cisalhamento nos implantes provocam forças de deslizamento. As forças de compressão tendem a manter a integridade de uma interface osso-implante, enquanto as forças de tração e de cisalhamento tendem a distrair ou a perturbar essa interface. As forças de cisalhamento são mais destrutivas para os implantes e/ou para o osso quando comparadas com outras modalidades de carga. As forças de compressão, em geral, são melhor acomodadas pelo sistema implante-prótese completo. O osso cortical é mais forte em compressão e mais fraco em cisalhamento. Além disso, os cimentos e parafusos de retenção, os componentes do implante e as interfaces osso-implante acomodam mais forças de compressão do que de tração ou de cisalhamento.

O desenho do corpo do implante transmite a carga oclusal ao osso. A prevalência de forças de tração e/ou de cisalhamento potencialmente perigosas em implantes roscados ou com aletas pode ser controlada de forma óptima através de um design de engenharia cuidadoso. Os implantes cilíndricos, em particular, correm o maior risco de cargas de cisalhamento prejudiciais na interface implante-tecido sob uma carga oclusal direcionada ao longo do eixo longo do corpo do implante. Consequentemente, os implantes cilíndricos requerem um revestimento para gerir a tensão de cisalhamento na interface através de uma fixação óssea mais uniforme ao longo do comprimento do implante.

Tensão e deformação

O suporte de carga e a dissipação de tensão podem ser optimizados (1) aumentando o número de implantes para um determinado local edêntulo e (2) selecionando uma geometria de implante que tenha sido cuidadosamente concebida para maximizar a área da secção transversal funcional. Um aumento da área de superfície funcional serve para diminuir a magnitude da tensão mecânica imposta à prótese, ao implante e aos tecidos biológicos.

Uma carga aplicada a um implante dentário pode induzir a deformação do implante e dos tecidos circundantes.

Quanto mais o módulo de elasticidade do implante se assemelhar ao dos tecidos biológicos contíguos, menor será a probabilidade de movimento relativo na interface tecido-implante. O osso cortical é, pelo menos, 5 vezes mais flexível do que o titânio. À medida que a magnitude da tensão aumenta, a diferença de rigidez relativa entre o osso e o titânio aumenta. O osso viscoelástico pode permanecer em contacto com o titânio mais rígido de forma mais previsível quando a tensão é baixa.

Uma vez selecionado um determinado sistema de implantes, a única forma de um operador controlar a tensão sofrida pelos tecidos é controlar a tensão aplicada ou alterar a densidade do osso à volta do implante. Esta tensão (força/área) pode ser influenciada pelo desenho do implante, tamanho, número de implantes, angulação do implante e restauração. A macrogeometria do implante (ou seja, a quantidade e orientação da área de superfície funcional disponível para dissipar cargas) tem uma influência muito forte na natureza da transferência de força na interface tecido-implante. Podem ser utilizados procedimentos de enxerto cirúrgico para aumentar a quantidade e a qualidade do osso e permitir a colocação de um implante maior com mais osso contíguo ao implante de interface. A tensão aplicada também é influenciada pela restauração, incluindo o tamanho das mesas oclusais, os disjuntores de tensão, a utilização de sobredentadura versus prótese fixa e o desenho do contacto oclusal.

A densidade do osso está relacionada não só com a resistência do osso, mas também com o módulo de elasticidade (rigidez). Quanto mais rígido for o osso, mais rígido é; quanto mais macio for o osso, mais flexível é. É mais importante diminuir a tensão no osso mais macio, por duas razões principais: 1) para reduzir as tensões teciduais resultantes da diferença de elasticidade e 2) porque o osso mais macio apresenta uma resistência final mais baixa.

Fornecimento de força e mecanismos de falha

A forma como as forças são aplicadas às restaurações de implantes no ambiente oral determina a probabilidade de falha do sistema. A duração de uma força pode afetar o resultado final de um sistema de implantes. Forças de magnitude relativamente baixa, aplicadas repetidamente durante um longo período de tempo, podem resultar na falha por fadiga de um implante e/ou prótese. Podem desenvolver-se concentrações de tensão e, em última análise, falhas, se a área da secção transversal for insuficiente para dissipar adequadamente forças de grande magnitude. Se for aplicada uma força a alguma distância de um elo fraco num implante ou prótese, pode ocorrer uma falha por flexão ou torção devido a cargas de momento.

Existem três "braços de momento clínico" na implantologia dentária: altura oclusal, comprimento do cantilever e largura oclusal.

A altura oclusal serve como braço de momento para componentes de força direcionados ao longo do eixo faciolingual.

Podem desenvolver-se grandes momentos a partir de componentes de força de eixo vertical em ambientes protéticos concebidos com extensões em cantilever ou cargas compensadas de implantes rigidamente fixos.

As mesas oclusais largas aumentam o braço de momento para quaisquer cargas oclusais deslocadas. A inclinação faciolingual (rotação) pode ser significativamente reduzida através do estreitamento das mesas oclusais e/ou do ajuste da oclusão para proporcionar contactos mais cêntricos.

Falha por fadiga

A falha por fadiga é caracterizada por condições de carga dinâmicas e cíclicas. Quatro "factores de fadiga" influenciam significativamente a probabilidade de falha por fadiga em implantologia dentária: 1) biomaterial 2) geometria da estrutura 3) magnitude da força e 4) número de ciclos.

O nível de tensão abaixo do qual um biomaterial de implante pode ser carregado indefinidamente é referido como o seu limite de resistência. Note-se que a liga de titânio apresenta um limite de resistência mais elevado em comparação com o titânio comercialmente puro

A geometria de um implante influencia o grau em que este pode resistir a cargas de flexão e torção e, em última análise, à fratura por fadiga.

A geometria também inclui a espessura do metal ou do implante. Um material com uma espessura de parede 2 vezes maior será aproximadamente 16 vezes mais forte.

Na medida em que uma carga aplicada (stress) pode ser reduzida, a probabilidade de falha por fadiga é reduzida. A magnitude das cargas nos implantes dentários pode ser reduzida através da consideração cuidadosa da posição da arcada, da eliminação de cargas de momento e do aumento da área de superfície disponível para resistir a uma carga aplicada (ou seja, otimizar a geometria para a área funcional e/ou aumentar o número de implantes utilizados).

Finalmente, a falha por fadiga é reduzida na medida em que o número de ciclos de carga é reduzido. Assim, estratégias agressivas para eliminar hábitos parafuncionais e reduzir os contactos oclusais servem para proteger contra a falha por fadiga.

Mobilidade dos pilares naturais

A mobilidade dos potenciais pilares naturais influencia muito, mais do que qualquer outro fator, a decisão de tratamento da união de implantes e dentes.

Na prótese fixa rígida implante-dente, quatro componentes importantes podem contribuir para o movimento do sistema:

1. O implante
2. Osso
3. Dente
4. A prótese e os componentes protéticos

Pilares de cais

Quando um implante serve de pilar entre dois dentes naturais, as diferenças de movimento entre o implante e o dente podem ser ampliadas. Devido ao seu movimento reduzido, o implante actua como o fulcro de uma alavanca de Classe I. Assim, quando o implante actua como um fulcro, um pilar não cimentado (normalmente o dente menos móvel ou a coroa menos retentiva) é uma consequência comum. A cárie é a segunda ocorrência mais comum. Na maioria das situações clínicas, pode ser colocado um implante adicional para fornecer o suporte necessário para fabricar uma prótese independente suportada por implantes, desde que seja considerado o enxerto ósseo.

Para evitar que o pilar do implante actue como um fulcro, um acessório não rígido pode ligar o implante e a coroa menos retentiva ou o dente mais móvel. Quando um pilar natural é o pilar de cais entre dois implantes, raramente é indicado um disjuntor de tensão.

Tamanho da coroa

As restaurações não cimentadas são a segunda complicação mais comum das próteses fixas. Quando a coroa no pilar natural se torna não cimentada, uma preocupação significativa é a cárie. Esta pode progredir rapidamente e resultar na perda do pilar.

A retenção de uma coroa é influenciada pelo diâmetro e altura do pilar. Os molares são mais retentivos do que os pré-molares devido à sua maior área de superfície, mantendo-se todos os outros factores iguais. A altura da coroa pode ser afetada quando o espaço entre as arcadas é limitado. A ferulização de dentes com altura de coroa limitada para melhorar a retenção muitas vezes compromete o acesso para a higiene nas áreas interproximais. Em vez disso, o alongamento da coroa é frequentemente indicado com um espaço inter-arcos reduzido para melhorar a retenção da prótese, bem como o resultado estético e os cuidados em casa.

Relação coroa - raiz

O rácio coroa/raiz representa a altura da coroa, desde a posição mais incisal ou oclusal até à crista do rebordo alveolar à volta do dente, comparada com a altura da raiz dentro do osso. Este critério é mais importante quando são esperadas forças laterais contra a coroa, como nas excursões mandibulares. As forças laterais desenvolvem uma condição de alavanca de Classe I no dente. Pode ser indicado o uso de splinting para distribuir o stress e modificar os esquemas oclusais para proteger os dentes pilares das tensões horizontais.

O rácio coroa/raiz mais ideal para um pilar de prótese fixa é de 1:2, mas isto raramente é observado. Uma condição mais comum é 1:1,5, e um rácio de 1:1 é o requisito mínimo quando se opõe a dentes naturais ou implantes e quando serve de pilar para próteses de dentes implantados.

Configuração de raiz

A configuração da raiz de um pilar natural pode afetar a quantidade de tensão adicional que o dente pode suportar sem potenciais complicações. As raízes cónicas ou fundidas e os ápices embotados são exemplos de diminuição da capacidade de suportar as cargas oclusais adicionais necessárias para uma prótese fixa. Por outro lado, a dilaceração ou as curvaturas das raízes melhoram o suporte protético de um dente pilar.

Área de superfície da raiz

Em geral, quanto maior for a área de superfície radicular de um dente pilar proposto, maior será o suporte. Os dentes posteriores oferecem uma maior área de superfície periodontal e proporcionam um maior suporte do que os dentes anteriores.

A lei de Ante exige que a área da superfície radicular dos dentes pilares seja igual ou superior à dos dentes substituídos pelos pônticos da restauração fixa.

17. CONSIDERAÇÕES OCLUSAIS PARA PRÓTESES IMPLANTO-SUPORTADAS: Oclusão Protetora por Implante (IPO)

A sobrecarga oclusal e a sua relação com a sobrecarga e fracasso dos implantes é um fenómeno bem aceite. A questão da sobrecarga oclusal e a sua relação com a perda óssea da crista foi bem estabelecida por Misch e outros.

A escolha de um esquema oclusal para próteses implanto-suportadas é vasta e frequentemente controversa. Quase todos os conceitos são baseados naqueles desenvolvidos com dentes naturais.2

Contactos oclusais prematuros

Durante a máxima intercuspidação e oclusão da relação cêntrica, não deve haver contactos oclusais prematuros, especialmente numa coroa suportada por implantes. Este é um critério geral para os dentes naturais, mas o conceito é muito mais importante nas próteses sobre implantes por várias razões.

Oclusão em dentes naturais e implantes

O principal objetivo de um esquema oclusal é manter a carga oclusal que foi transferida para o corpo do implante dentro dos limites fisiológicos de cada paciente. Estes limites não são idênticos para todos os pacientes ou restaurações. As forças geradas por um paciente são influenciadas pela parafunção, dinâmica mastigatória, posição e localização da arcada do implante na língua, forma da arcada do implante e altura da coroa. O implantodontista pode lidar melhor com estes factores de força selecionando o tamanho, número e posição adequados do implante; utilizando elementos de alívio de tensão; aumentando a densidade óssea através de carga progressiva; e selecionando o esquema oclusal adequado.

A filosofia oclusal para implantes dentários varia muito e depende de vários parâmetros. A posição do implante e do dente natural, o número, o tamanho e o desenho da prótese produzem uma miríade de combinações possíveis. No entanto, pode ser estabelecido um padrão oclusal consistente.

Momento dos contactos oclusais

As diferenças iniciais no movimento vertical dos dentes e implantes na mesma arcada podem atingir 28um, os contactos oclusais iniciais devem ter em conta esta diferença, ou o implante irá suportar cargas maiores do que os dentes adjacentes. O dentista avalia a oclusão existente antes de o implante suportar cargas maiores do que os dentes adjacentes. O dentista avalia a oclusão existente antes da reconstrução do implante e, idealmente, elimina as prematuridades oclusais nos implantes e nos dentes antes da avaliação final da oclusão na reconstrução do implante. Após este passo, o dentista utiliza papel de articulação fino) com menos de 25 um de espessura) para o ajuste oclusal inicial do implante em oclusão cêntrica sob uma força de batimento ligeira. A prótese do implante não deve entrar em contacto, e os dentes circundantes na arcada devem apresentar contactos iniciais maiores. Apenas devem estar presentes contactos oclusais axiais ligeiros na coroa do implante.

Influência da área de superfície

Um parâmetro importante no IPO é a área de superfície adequada para sustentar a carga transmitida à prótese. Quando os implantes com uma área de superfície reduzida são sujeitos a cargas angulares ou aumentadas, as magnitudes de tensão e deformação ampliadas nos tecidos interfaciais podem ser minimizadas através da colocação de um implante adicional na região em causa.

Articulação mutuamente protegida

Muitos esquemas oclusais para dentes naturais opostos entre si sugerem o uso de dentes anteriores para desocluir os dentes posteriores durante as excursões (ou seja, orientação incisal mais íngreme do que o conjunto do disco condilar). Os dentes posteriores são protegidos pela orientação anterior durante a excursão, enquanto os dentes anteriores têm apenas contactos leves e são protegidos pelos dentes posteriores em articulação mutuamente protegida. Esta caraterística baseia-se no conceito de utilizar o canino superior como chave desta oclusão para evitar forças laterais nos dentes posteriores. Se estiverem presentes dentes anteriores saudáveis ou caninos naturais, o esquema de oclusão permite que esses dentes distribuam as cargas horizontais (laterais) durante as excursões, enquanto os dentes posteriores desocluem durante as excursões (por exemplo, orientação do canino da articulação mutuamente protegida)

Todas as excursões laterais em próteses fixas opostas IPO ou dentes naturais desocluem os componentes posteriores. As forças laterais resultantes são distribuídas para os segmentos anteriores dos maxilares, com uma diminuição global da magnitude da força. Este esquema oclusal deve ser seguido quer os implantes anteriores estejam ou não na arcada. No entanto, se os implantes anteriores tiverem de desocluir os dentes posteriores, dois ou mais implantes esplintados em conjunto devem ajudar a dissipar as forças laterais, sempre que possível.

Ângulo da cúspide da coroa

O ângulo de força para o corpo do implante pode ser influenciado pela inclinação da cúspide. Os ângulos maiores das cúspides podem incisar os alimentos de forma mais fácil e eficiente, mas o contacto oclusal ao longo de uma cúspide angulada resulta numa carga angulada para o osso da crista.

Por conseguinte, o contacto oclusal sobre uma coroa de implante deve estar idealmente numa superfície plana perpendicular ao corpo do implante. Esta posição é normalmente conseguida aumentando a largura da ranhura central para 2 a 3 mm em coroas de implantes posteriores, que são posicionadas sobre o meio do pilar do implante. A cúspide oposta é recontornada para ocluir a fossa central diretamente sobre o corpo do implante.

Materiais oclusais

Os materiais da superfície oclusal selecionados afectam a transmissão de forças e a manutenção dos contactos oclusais. Além disso, a fratura do material oclusal é uma das complicações mais comuns das restaurações em dentes naturais de implantes. Por conseguinte, é aconselhável considerar o material oclusal para cada restauração individual. Os materiais oclusais podem ser avaliados pela estética, força de impacto, carga estática, eficiência mastigatória, fratura, desgaste, requisitos de espaço entre arcadas e precisão das fundições. Os três grupos mais comuns de materiais oclusais são a porcelana, o acrílico e o metal.

18. REVISÃO DA LITERATURA

Brook S.L, em 1993, afirmou num artigo sobre tomografia computorizada que a tomografia computorizada em medicina dentária pode ser utilizada para a avaliação dos maxilares dos doentes que são candidatos a implantes dentários. A largura vestíbulo-lingual do maxilar, bem como a localização de caraterísticas anatómicas, como o canal mandibular ou o seio maxilar, podem ser determinadas por esta tecnologia.12

Rodriguez A.M et al, em 1994, publicaram um artigo sobre cantilever e biomecânica de implantes. Afirmaram que, durante a carga do cantilever, a melhor distribuição de forças poderia ser alcançada espalhando o maior número possível de pilares. Isto diminuiria a carga por implante tanto quanto possível. Um ambiente mecânico equilibrado era fundamental para a cicatrização, maturação e função sustentada do osso que rodeava a estrutura do implante osseointegrado. A utilização de pilares angulados pode induzir forças não axiais na estrutura do implante. Um pilar vertical distribuiu a tensão de forma mais uniforme no osso do que pilares angulados de 15° ou 20°. As cargas oclusais direcionadas perto do eixo longo do implante resultaram numa distribuição de tensão mais favorável.13

Guckes. D.A et al, em 1996, publicaram um artigo no qual os autores forneceram uma estrutura para examinar as questões responsáveis pela utilização adequada de implantes orais. Para tal, é necessária uma discussão de quatro conceitos principais: segurança, eficácia, efetividade e resultados da terapia com implantes orais. A estrutura delineada deve orientar a investigação futura para desenhos de estudo com medidas de resultados mais amplas que irão melhorar significativamente a capacidade da profissão para tomar decisões terapêuticas adequadas para pacientes individuais.14

P. M Ann et al, em 1997, efectuaram um estudo retrospetivo a longo prazo sobre a reconstrução com implantes na mandíbula posterior. O estudo avaliou o resultado a longo prazo, os factores determinantes do resultado e o tipo e prevalência de complicações protéticas numa série de pacientes tratados consecutivamente com implantes Branemark na mandíbula posterior parcialmente edêntula. Os autores verificaram que foram encontradas menos complicações maiores nas próteses suportadas por um ou mais implantes, localizados exclusivamente em sítios pré-molares, em comparação com as próteses suportadas por implantes molares ou por implantes pré-molares e molares. Em restaurações de um único dente , foram observadas menos complicações maiores nas restaurações cimentadas em comparação com as aparafusadas.15

Kenneth et al, em 1997, sugeriram que a retenção de parafusos representa um mecanismo de fixação que sacrifica a oclusão e a estética. A retenção de cimento, quando manuseada corretamente, é recuperável e não compromete a estética e a oclusão. Uma análise da largura da mesa oclusal revela que os orifícios dos parafusos podem ocupar 50% ou mais da largura da mesa oclusal. Como o orifício do parafuso está diretamente sobre o implante, a carga vertical é difícil e pode comprometer a biomecânica.16

Cibirka R.M et al, em 1997, realizaram um estudo para avaliar os sentimentos subjectivos dos pacientes relativamente ao conforto, função, estética, discurso, autoimagem e saúde dentária geral após receberem terapia com implantes e reabilitação protética no prazo de 1 ano após o tratamento, através de questionários de qualidade de vida relacionada com a saúde. Os resultados clínicos deste estudo apoiaram a utilização de implantes dentários para tratar o paciente insatisfeito com a prótese total convencional.17

Em 1998, Neil Meredith publicou um artigo sobre a avaliação do implante como fator de prognóstico. Afirmou que os clínicos referiram uma taxa de sucesso dos implantes de 90%. No entanto, esta taxa é acentuadamente reduzida quando os implantes são colocados em osso de má qualidade ou quando os tecidos foram comprometidos, por exemplo, na sequência de radioterapia. A falha precoce dos implantes após a colocação pode ser causada por tensões mecânicas excessivas e uma estabilidade primária deficiente aquando da colocação.18

Em 1998, Philip A Watson publicou um artigo sobre componentes protéticos desenvolvidos para o tratamento com implantes. O autor afirmou que os componentes protéticos para o tratamento com implantes foram desenvolvidos com um mínimo de investigação científica. Os componentes protéticos devem ser desenvolvidos com uma abordagem científica que envolva testes laboratoriais e clínicos, de modo a otimizar os resultados do tratamento no futuro. A restauração de um único dente tem de manter uma posição rotacional precisa para proporcionar uma função satisfatória e manter os contactos interproximais. O afrouxamento do parafuso é uma complicação frequente do tratamento com implantes. Uma restauração cimentada a pilares aparafusados constitui uma alternativa atractiva à restauração aparafusada de várias unidades com pilares fundidos ou soldados, porque pode ser assegurado um ajuste passivo com custos e tempo reduzidos. 19

Chan.M.F.W.Y et al, em 1998, publicaram um artigo sobre overdentures suportadas por implantes maxilares. Os autores afirmam que a maxila edêntula atrófica apresenta um maior desafio para uma reabilitação oral bem sucedida utilizando implantes. O insucesso relativamente elevado dos implantes e das próteses está associado à perda óssea grave e à fraca qualidade óssea do maxilar edêntulo, especialmente quando são colocados implantes curtos. As sobredentaduras suportadas por implantes maxilares requerem um grau considerável de cuidados de manutenção, embora a reação dos pacientes seja geralmente muito positiva. O número e a distribuição dos implantes, bem como o desenho protético, afectam a carga dos implantes e o osso de suporte; no entanto, o significado clínico destas variáveis ainda não foi determinado.20

Taylor. T.D., em 1998, publicou um artigo no qual afirmava que, embora a terapia com implantes dentários seja extremamente bem sucedida como alternativa às próteses completas convencionais, não está isenta de um risco real de complicações. O profissional que trata com implantes dentários deve estar familiarizado com as potenciais complicações e deve impressionar o risco dessas complicações nos pacientes que procuram terapia com implantes. Independentemente do tipo de implante utilizado e apesar da experiência e competência do cirurgião, do dentista restaurador e do técnico de laboratório, a terapia com implantes dentários acarreta um nível significativo de complicações. A expetativa de que a reabilitação com implantes seja uma solução sem problemas para a situação de desdentados pode não ser o resultado a longo prazo para muitos pacientes. Tendo afirmado que a terapia com implantes não é isenta de complicações, também deve ser afirmado enfaticamente que o risco de complicações protéticas não deve impedir um dentista de a realizar.21

Lekholm.U el al, em 1998, publicou um artigo que afirmava que os resultados da terapia com implantes se baseiam em procedimentos de diagnóstico, cirúrgicos e protéticos. Os factores importantes para o sucesso do implante incluem a seleção do paciente, as dimensões ósseas mínimas necessárias para a colocação do implante, a posição desejada do implante e os procedimentos de aumento e enxerto ósseo. Para os factores relacionados com o hospedeiro, quatro parâmetros, idade, sexo, saúde médica e condições anatómicas, são importantes na seleção do doente. As dimensões ósseas mínimas necessárias para os implantes Branemark , inseridos de acordo com o protocolo padrão, são 4 mm de largura e 7 mm de altura. O número mínimo de implantes para próteses fixas é de quatro implantes de 10 mm na maxila e quatro implantes de 7 mm na mandíbula. Sempre que possível os implantes devem ser colocados na posição do dente natural, tanto na dimensão mésio-distal como na dimensão buco-lingual. Em situações de volume ósseo insuficiente, podem ser utilizadas técnicas cirúrgicas adicionais em conjunto com a colocação de implantes, como a regeneração óssea guiada e o enxerto ósseo.22

Heersche.J.N.M et al, em 1998, afirmaram que existe uma relação inversa entre a idade e a osteoporose, a quantidade de osteoide e o número de osteoblastos presentes no tecido ósseo de indivíduos do sexo feminino e masculino. Verifica-se que uma contribuição substancial para a diminuição da massa óssea associada ao envelhecimento e/ou à menopausa provém provavelmente do declínio da formação óssea. Um dos principais factores que contribuem para a diminuição da massa óssea com o aumento da idade e relacionada com a menopausa é o nível de estrogénio. Possíveis explicações do lado dos osteoblastos da equação incluem uma maturação diminuída dos pré-osteoblastos em osteoblastos, um número reduzido de células osteoprogenitoras e uma capacidade reduzida das células osteoprogenitoras ou osteoblastos para proliferar e diferenciar em resposta a hormonas ou factores de crescimento.23

Em 1998, David Locker publicou um artigo sobre a avaliação dos resultados da terapia com implantes com base no paciente. O autor afirmou que o objetivo final e primordial de qualquer intervenção de cuidados de saúde deve ser a redução da dor e do desconforto, a melhoria da função e o aumento do bem-estar psicossocial, pelo que as percepções dos doentes sobre a forma como a terapia com implantes contribui para a sua qualidade de vida devem ser sempre consideradas nos ensaios clínicos. A experiência clínica sugere que a terapia com implantes traz grandes benefícios para os pacientes em termos de melhoria da funcionalidade e da qualidade de vida.24

Carr.A.B. publicou em 1998 um artigo sobre os determinantes protéticos relacionados com os resultados bem sucedidos do tratamento a longo prazo no domínio dos implantes osseointegrados. As diferentes medidas de preocupação são a medida psicológica, a medida funcional, a medida de longevidade/sobrevivência e a medida económica. Propõe-se que a melhoria da compreensão da aplicação bem sucedida de implantes aos problemas protéticos dos pacientes possa resultar da atenção futura às áreas de preocupação acima referidas.25

Bryant S.R. publicou em 1998 um artigo que revê a literatura sobre a idade e a localização do maxilar em relação à quantidade e qualidade do osso do maxilar e à osseointegração de implantes orais endósseos. O autor afirma que o aumento da idade não parece afetar o potencial clínico de osseointegração ou a taxa de reabsorção óssea da crista observada em torno dos implantes orais. Evidências a curto prazo sugerem que podem ser alcançadas elevadas taxas de sucesso de implantes em locais maxilares, mesmo aqueles com baixa densidade trebacular, se existir um volume adequado de osso para acomodar os implantes. A taxa de reabsorção óssea crestal em redor dos implantes orais é baixa e pode não ser específica do local, mas existem provas de que pode ser maior em locais com menor reabsorção pré-operatória associada a períodos mais curtos de edentulismo.7

Goodacre J.C et al, em 1999, efectuaram um estudo sobre as complicações clínicas dos implantes osseointegrados. Todos os estudos clínicos disponíveis de 1981 a 1977 que apresentavam dados de sucesso/falha relativos ao tratamento com implantes foram avaliados para determinar os tipos de complicações relatadas e para quantificar a perda de implantes em função do tipo de prótese, arcada, tempo, comprimento do implante e qualidade óssea. Os autores verificaram que ocorreu uma maior perda óssea com overdentures do que com outros tipos de próteses. A perda de implantes aumentou com implantes mais curtos e com má qualidade óssea. 26

Em 1999, Richard Palmer publicou um artigo sobre uma introdução aos implantes dentários. No artigo, o autor descreveu os critérios para o sucesso dos implantes dentários. O guia básico para a osseointegração inclui a biocompatibilidade e a conceção do implante, factores ósseos, condições de carga e considerações protéticas. O esquema oclusal requer próteses com uma disposição de inclinações cúspides pouco profundas e uma distribuição cuidadosa das cargas nas excursões laterais. Sugere-se uma disposição em tripé dos implantes para minimizar as cargas. Um conetor de implante rígido proporciona uma boa esplintagem e distribuição de carga. Os doentes com hábitos parafuncionais correm o risco de perda de osso marginal. 27

Em 1999, Richard Palmer publicou um artigo no qual afirmava que os clínicos que utilizam implantes dentários no tratamento dos seus pacientes necessitam de compreender a natureza da osteointegração e as importantes diferenças fundamentais entre os implantes dentários e os dentes naturais. O autor descreveu as fibras periodontais encontradas nos dentes naturais. A osseointegração não permite que o dente se mova como um dente natural. O implante é uma unidade anquilosada e deve ser limitado a indivíduos que tenham completado o crescimento da mandíbula.28

Richard Palmer et al, em 1999, publicaram um artigo sobre a avaliação da dentição e as opções de tratamento para a substituição de dentes perdidos. Nessa parte, o autor discutiu as considerações do exame inicial, os potenciais dentes pilares, a área edêntula, as vantagens e desvantagens das opções de tratamento e as escolhas de tratamento. Ao paciente devem ser apresentadas as alternativas de tratamento e uma indicação das respetivas vantagens e desvantagens no seu caso particular.29

Floyd. P et al, em 1999, publicaram um artigo sobre as opções de planeamento do tratamento disponíveis nas restaurações de implantes. Os tipos de restauração de implantes, considerações de planeamento, restaurações provisórias e a ordem de tratamento são aqui discutidos. Os autores afirmam que o planeamento do tratamento pode ser facilitado determinando o resultado pretendido que satisfaz as necessidades do paciente e, em seguida, planeando na ordem inversa para atingir esse objetivo.10

Floyd. P et al, em 1999, publicaram um artigo sobre as técnicas radiográficas utilizadas em implantologia. Os autores afirmam que o exame radiográfico é uma parte central do tratamento com implantes, desde a fase de planeamento até à avaliação a longo prazo do sucesso do tratamento. Os diferentes tipos de radiografias aqui discutidos são a radiografia de rastreio, as radiografias de avaliação e planeamento e as radiografias perioperatórias e de acompanhamento. As radiografias são uma parte importante dos registos dos doentes e, como tal, constituem uma proporção significativa da documentação médico-legal do doente.30

Em 1999, Richard Palmer et al. publicaram um artigo sobre cirurgia básica de implantes. Os autores afirmam que os protocolos de cirurgia de implantes diferem ligeiramente consoante os sistemas individuais. No entanto, são necessários princípios cirúrgicos básicos para assegurar a osseointegração bem sucedida do implante no local correto, o que permite uma boa estética e carga. Os requisitos operatórios, a técnica cirúrgica para a instalação do implante, os cuidados pós-operatórios e a cirurgia para a ligação do pilar são aqui discutidos.31

Leslie Howe et al, em 1999, publicaram um artigo sobre as técnicas básicas de restauração utilizadas na implantologia dentária. Os diferentes tópicos discutidos pelos autores são as restaurações provisórias, a seleção do pilar, o assentamento do pilar, a moldagem, as técnicas laboratoriais, o registo da relação maxilar, a consulta de prova, a prova da estrutura, a inserção da restauração, a oclusão, a consulta de acompanhamento e as sobredentaduras. É essencial ter uma ideia clara do resultado final para que o dentista e o doente possam avaliar quaisquer limitações ou compromissos que possam ser necessários.32

Paul Palmer et al, em 1999, publicaram um artigo sobre diferentes cirurgias de implantes realizadas para ultrapassar dificuldades anatómicas. Os autores afirmam que deve estar presente osso suficiente para permitir a colocação de um implante de dimensões adequadas numa orientação estável e correta, para permitir a construção de uma prótese bem sucedida. O objetivo é ter 1mm de osso a rodear o implante no momento da colocação, um mínimo de 6mm de osso na direção mesial-distal e buco-palatina para permitir a colocação de um implante de 4mm de diâmetro. Os autores também discutiram o método de ultrapassar as deficiências alveolares, a gestão das deficiências localizadas e as deficiências dos tecidos moles nesta edição.33

Em 1999, Leslie Howe et al. publicaram um artigo sobre as técnicas de restauração avançadas em implantologia dentária. Estão disponíveis muitas técnicas alternativas para assegurar o melhor resultado possível para uma restauração de implante. Se os implantes forem colocados demasiado próximos ou distantes dos dentes ou implantes adjacentes, pode ser difícil contornar a restauração para permitir uma higiene oral adequada ou produzir uma forma estética do dente. Em geral, recomenda-se que os implantes não sejam unidos aos dentes naturais com uma restauração fixa. Os componentes pré-fabricados disponíveis podem tornar o tratamento protético de pacientes com implantes posicionados de forma ideal num procedimento simples. No entanto, quando é encontrado qualquer grau de variação em relação ao ideal, os protésicos podem ter dificuldade em satisfazer as expectativas do paciente.34

Em 1999, Richard Palmer et al. publicaram um artigo sobre as complicações e a manutenção dos implantes dentários. Os autores afirmam que os requisitos de manutenção variam consoante a complexidade do tratamento efectuado. Em casos bem planeados e tratados, as complicações devem ser raras. A reavaliação da prótese retida por implante , os requisitos de higiene de rotina e a gestão de outras complicações específicas foram aqui discutidos.35

Parques. E.T., em 2000, publicou um artigo sobre aplicações da tomografia computorizada em medicina dentária. O autor afirma que a TC forneceu a tecnologia para melhorar significativamente a avaliação pré-tratamento dos locais de implantes intra-ósseos. Os marcadores radiopacos, como a guta-percha, podem ser colocados sobre o local do implante pretendido para que o local apropriado possa ser indexado. A TC é a modalidade de imagem de eleição para a avaliação pré-cirúrgica de múltiplos locais de implantes.36

Aquilino S.A et al, em 2001, efectuaram um estudo para avaliar a taxa de sobrevivência de dez anos de dentes adjacentes a espaços edêntulos posteriores tratados e não tratados. Foi obtida uma amostra fina de 317 pacientes. Os espaços restaurados com próteses parciais removíveis tiveram a pior taxa de sobrevivência quando comparados com o tratamento com próteses parciais fixas ou quando não foram tratados. Os autores sugerem que é necessário efetuar estes estudos durante períodos mais longos e incorporar opções de tratamento adicionais, tais como implantes dentários unitários, nestas análises. 37

Em 2002, Taylor D.T. publicou um artigo sobre a evolução dos implantes dentários nos últimos vinte anos. O artigo revê as aplicações dos implantes osseointegrados na maxila e mandíbula edêntulas, os diferentes designs de implantes disponíveis e as preocupações relativas à exatidão da restauração e ao ajuste/desajuste passivo da prótese.38

Wood M.R et al, em 2004, publicaram uma revisão da literatura que resume a investigação com o objetivo de fornecer aos dentistas diretrizes baseadas em provas a aplicar no planeamento do tratamento com implantes osseointegrados. Os tópicos revistos incluem factores sistémicos do hospedeiro, como a idade, o sexo, várias condições médicas e hábitos do paciente, factores locais do hospedeiro que envolvem a qualidade e a quantidade de osso e tecidos moles, a presença de infeção presente ou passada ou a oclusão, factores de desenho protético, incluindo o número e a disposição dos implantes, cantilevers e ligações aos dentes naturais, e métodos para melhorar os resultados do tratamento com implantes em cada categoria. A revisão refere que não existe uma contraindicação absoluta para a colocação de um implante e que o fator local mais importante para o sucesso do tratamento é a qualidade e a quantidade de osso disponível no local do implante.39

19. DISCUSSÃO

A função do doente quando usa uma prótese parcial ou total amovível convencional pode ser reduzida para 60% em comparação com a função que tinha anteriormente com a dentição natural; no entanto, uma prótese sobre implantes pode devolver a função a limites quase normais. Os clínicos relataram taxas de sucesso para implantes que chegam a 90% em toda a cavidade oral. No entanto, esta taxa é acentuadamente reduzida na ausência de um diagnóstico meticuloso e de uma sequência de planeamento do tratamento.

A idade, o sexo, a saúde médica, a saúde dentária e as considerações anatómicas são os quatro factores relacionados com o hospedeiro que são importantes na seleção do doente. Os estudos demonstraram que o género e a idade não parecem ser importantes para o resultado do tratamento com implantes. No que respeita à saúde médica, as mesmas contra-indicações gerais para a cirurgia maxilofacial são também contra-indicações para o tratamento com implantes.

As limitações anatómicas de interesse incluem a colocação do implante a uma distância de 2 mm acima do aspeto superior do canal alveolar inferior, 5,0 mm anterior ao forame mental, 1,0 mm do ligamento periodontal dos dentes adjacentes, 1,0 mm entre o ápice do implante e o vestíbulo nasal.6 Idealmente, deve haver 10 mm de osso vertical e 6 mm de osso horizontal para a colocação do implante. O paciente deve ser avaliado radiográfica e clinicamente quanto a doenças antes da cirurgia. A forma e as dimensões dos maxilares só podem ser estimadas a partir do ortopantamograma e do perfil cefalométrico. A partir das radiografias, deve ser feito um julgamento provisório relativamente à posição, número e comprimento dos implantes a colocar. De acordo com Lekholm.U,22 a posição do implante é determinada pelos requisitos funcionais e estéticos pretendidos, e os implantes devem ser colocados na posição planeada do dente, tanto a nível mesio-distal como a nível buco-lingual. Taylor T.D sugeriu que, uma vez que todos os objectos metálicos estão sujeitos a fadiga por flexão e fragilização 21, parece prudente maximizar o suporte do implante para uma prótese, tanto quanto possível, aumentando o número e o comprimento dos implantes ou aumentando o diâmetro dos implantes.

O exame radiográfico é uma parte central do tratamento com implantes, desde a fase de planeamento até à avaliação a longo prazo do sucesso do tratamento. O exame radiográfico divide-se em três fases: a imagiologia do implante pré-protético ou a radiografia de rastreio, a imagiologia do implante cirúrgico e a imagiologia do implante protético. De acordo com Floyd .P et al 30, a radiografia de rastreio deve fornecer ao médico uma indicação do estado geral dos dentes e do osso de suporte, dos locais onde é possível colocar implantes, dos locais onde é improvável que os implantes possam ser colocados, dos locais onde é aconselhável recomendar implantes e das anomalias anatómicas ou lesões patológicas. O ortopantamograma, a TAC e a ressonância magnética são técnicas de imagiologia utilizadas em implantologia.

Misch classificou a densidade óssea em cinco classes: D1, D2, D3, D4 e D5. O osso D2 é mais comum na mandíbula e o osso D3 na maxila4. Estudos demonstraram que o osso D2 apresenta uma resistência à compressão 47% a 68% superior à do osso D3. Lekholm e Zarb propuseram uma diferenciação da qualidade óssea da mandíbula (tipos A a E) e da quantidade óssea da mandíbula (tipos 1 a 4) na região anterior dos maxilares, instituída principalmente por meio de uma avaliação subjetiva de radiografias cefalométricas panorâmicas e laterais7. De acordo com Bryant.R.S et al7, tanto a reabsorção avançada (i.e. tipo D ou E) como a má qualidade óssea (tipo 4) têm sido associadas a taxas de sucesso de implantes mais baixas, o que pode explicar o facto de os implantes na maxila parecerem estar associados a um maior risco de insucesso. Os locais com reabsorção óssea avançada (tipo D ou E), particularmente no maxilar, podem exigir a utilização de implantes mais curtos (7 mm). Os dados de uma revisão da literatura efectuada por Goodacre J.C et al 26 indicaram que a perda de implantes aumentou com implantes curtos e má qualidade óssea. No entanto, as caraterísticas da superfície podem influenciar o resultado do sucesso de implantes mais curtos. A etiologia da perda óssea precoce da crista e da falha do implante após carga deve-se principalmente ao excesso de tensão transmitido à interface imatura implante-suporte. Os planos de tratamento devem incorporar métodos para reduzir o stress, para que a perda óssea inicial seja menos provável de ocorrer.

Em 1989, Misch referiu cinco opções protéticas disponíveis em implantologia, sendo as três primeiras opções próteses fixas e as duas últimas próteses removíveis4 . Estas podem substituir dentições parciais ou totais e podem ser cimentadas ou aparafusadas. Kenneth et al 26 , em 1997, sugeriram que a retenção por parafuso representa um mecanismo de fixação que sacrifica a oclusão e a estética. A retenção de cimento, quando corretamente manuseada, é recuperável e não compromete a estética e a oclusão. Uma análise da largura da mesa oclusal revela que os orifícios dos parafusos podem ocupar 50% ou mais da largura da mesa oclusal. Como o orifício do parafuso está diretamente sobre o implante, a carga vertical é difícil e pode comprometer a biomecânica. As duas opções diferentes de tratamento com implantes para o paciente completamente desdentado incluem a sobredentadura suportada por implantes e a prótese fixa suportada por implantes. Um estudo efectuado por Goodacre J.C et al 26 em 1999 revelou que, com próteses completas fixas com implantes, a taxa média de insucesso na maxila era de 9,8%, enquanto a taxa média de insucesso na mandíbula era de 2,7%. A taxa de insucesso mais elevada para qualquer tipo de prótese ocorreu com as sobredentaduras maxilares. As diferentes opções de tratamento com implantes para o paciente parcialmente desdentado incluem próteses parciais fixas suportadas por implantes e restaurações com implantes unitários. O estudo realizado por Goodacre et al em 1999 revelou que havia pouca diferença entre as taxas de insucesso maxilar e mandibular (6,6% e 6,2%, respetivamente) para próteses parciais fixas suportadas por implantes. As coroas unitárias de implantes tiveram a taxa média de insucesso mais baixa, de 2,7%.

O enceramento de diagnóstico antes da cirurgia de implante serve de base para a avaliação protética da posição do implante. Isto permitirá obter perfis de emergência estéticos, contornos de coroa e papilas interdentárias. É essencial efetuar enxertos ósseos ou outros procedimentos de aumento ósseo em áreas de perda óssea para obter um resultado estético.

A escolha de um esquema oclusal para próteses implanto-suportadas é vasta e frequentemente controversa. Quase todos os conceitos são baseados naqueles desenvolvidos com dentes naturais. Um parâmetro importante da oclusão protetora do implante (IPO) é a área de superfície adequada para sustentar a carga transmitida à prótese.2

20. CONCLUSÕES

O principal objetivo da medicina dentária restauradora é reabilitar o paciente para uma função, conforto, estética, fala e saúde normais, independentemente da atrofia, doença ou lesão do sistema estomatognático4. A utilização de próteses implanto-suportadas para fornecer suporte às próteses oferece uma multiplicidade de vantagens quando comparada com as restaurações suportadas por tecidos moles. As provas clínicas sugerem que a terapia com implantes constitui um grande benefício para os pacientes em termos de melhoria da função e da qualidade de vida.

O diagnóstico e o planeamento do tratamento de restaurações de implantes osseointegrados envolve a consideração de muitas variáveis. Estas incluem factores sistémicos e locais do hospedeiro, avaliação radiográfica, considerações biomecânicas, princípios de implantologia estética e esquema oclusal. Para maximizar as hipóteses de sucesso, o implante deve ser colocado totalmente no interior do osso, afastado de estruturas anatómicas significativas. As imagens e técnicas de diagnóstico ajudam a desenvolver e a implementar um plano de tratamento coeso para o doente. Existem várias opções de planeamento do tratamento disponíveis para o doente completamente edêntulo e para o doente parcialmente edêntulo. A estética é de grande importância no planeamento do tratamento e é possibilitada por uma comunicação adequada entre o médico e o paciente antes do tratamento. A escolha de um esquema oclusal para próteses implanto-suportadas é vasta e frequentemente controversa. Quase todos os conceitos são baseados naqueles desenvolvidos com dentes naturais. As decisões relativas ao planeamento do tratamento devem, sempre que possível, basear-se nas previsões baseadas em provas do melhor sucesso a longo prazo.

21. BIBLIOGRAFIA

1. Academia de Dentisteria Protética. Glossário de termos de prótese dentária. 8th ed. Mosby; 2005.p.31.

2. Carl E. Misch. Dental Implant Prosthetics.1st ed., Mosby , 2005, pp 43-472.

3. Peter Floyd, Richard Palmer, Vincent Barret. Planeamento do tratamento para restaurações de implantes. Br Dent J.1999, 187: 297-305.

4. Carl E. Misch. Implant Dentistry.2nd ed., Mosby, 1999: pp 3-303.

5. Babbush. Dental Implants Principles and Practice. 1ª ed. W.B Saunders, 1991, pp. 1-17.

6. Stephen F. Rosenstiel, Martin F. Land, Junhei Fujimoto. 3rd ed., Mosby, pp 313354.

7. S. Ross Bryant. Os efeitos da idade, do local do maxilar e da condição óssea nos resultados dos implantes orais. Int J Prosthodont 1998; 11: 470-490.

8. George A. Zarb, Charles L. Bolender, Gunnar E. Carlsson. Boucher's Prosthodontic Treatment for Edentulous Patients (Tratamento protético de Boucher para pacientes edêntulos). 11th ed., Mosby 1997: pp 506529.

9. Richard. M Palmer, Brian.J. Smith, Leslie. C. Howe, Paul. J Palmer. Implants in Clinical Dentistry.1st ed., Martin Dunitz 2002: pp 27-69.

10. Peter Floyd, Richard Palmer, Vincent Barret. Planeamento do tratamento para restaurações de implantes. Br. Dent. J 1999; 187:297-305.

11. Sharow L. Brooks. Tomografia computorizada. Dent Clin N Am 1993; 37,

12. Arthur M. Rodriguez, Steven A. Aquilino, Peter S. Lund. Biomecânica de cantilever e implantes: Uma revisão da literatura, parte 2. J Prosthodont 1994; 3:114-118.

13. Albert D. Guckes, Mark S. Scurria, Daniel A. Shugars. Um quadro concetual para compreender os resultados da terapia com implantes orais. J Prosthet Dent 1996; 75: 633-9.

14. Ann M. Parein, Steven E.Eckert, Peter C. Wollan, Eugene E. Keller. Reconstrução com implantes na mandíbula posterior: Um estudo retrospetivo a longo prazo. J Prosthet Dent 1997; 78: 34-42.

15. Kenneth S. Hebel, Reena C. Gajjar. Restaurações de implantes cimentadas versus aparafusadas: Atingir uma oclusão e estética óptimas em implantologia dentária. J Prosthet Dent 1997; 77: 28-35.

16. Roman M. Cibirka, Michael Razzoog, Brien R. Lang. Avaliação crítica das reacções dos pacientes à terapia com implantes dentários. J Prosthet Dent 1997; 78: 574-81.

17. Neil Meredith. Avaliação da estabilidade do implante como fator determinante do prognóstico. Int J Prosthodont 1998; 11: 491-501.

18. Philip A. Watson. Desenvolvimento e fabrico de componentes protéticos. Precisamos de mudanças? Int J Prosthodont 1998; 11: 513-516.

19. Martin F. W. Y Chan, Timo O. Narhi, Cees de Baat, Warner Kalk. Tratamento da maxila edêntula atrófica com overdentures suportadas por implantes: Uma revisão da literatura. Int J Prosthodont 1998; 11: 7-15.

20. Thomas D. Taylor. Problemas protéticos e limitações associadas à osseointegração. J Prosthet Dent 1998; 79: 74-8.

21. Ulf Lekholm. Considerações cirúrgicas e possíveis deficiências dos sítios hospedeiros. J Prosthet Dent 1998; 79: 43-8.

22. Johan N.M. Heersche, Carlton G. Bellows, Yoichiro Ishida. A diminuição da massa óssea associada ao envelhecimento e à menopausa. J Prosthet Dent 1998; 79: 14-16.

23. David Locker. Avaliação dos resultados da terapia com implantes baseada no paciente: Uma revisão da literatura. Int J Prosthodont 1998; 11: 453-461.

24. Alan B. Carr. Resultados bem sucedidos a longo prazo no domínio dos implantes osseointegrados: Determinantes protéticos. Int J Prosthodont 1998; 11:502-512.

25. Charles J. Goodacre, Joseph Y.K. Kan, Kitichai Rungcharassaeng. Complicações clínicas dos implantes osseointegrados. J Prosthet Dent 1999; 81: 537-52.

26. Richard Palmer. Introdução aos implantes dentários. Br Dent J 1999; 187:127-132.

27. Richard Palmer. Dentes e implantes. Br Dent J 1999; 187: 183-188.

28. Richard Palmer, Leslie Howe. Avaliação da dentição e opções de tratamento para a substituição de dentes perdidos. Br Dent J 1999; 187: 247-255.

29. Peter Floyd, Paul Palmer, Richard Palmer. Técnicas radiográficas. Br Dent J 1999; 187: 359-365.

30. Richard Palmer, Paul Palmer, Peter Floyd. Cirurgia básica de implantes. Br Dent J 1999; 187: 415-421.

31. Leslie Howe, Vincent Barret, Paul Palmer. Técnicas básicas de restauração. Br dent J. 1999; 187: 473-479.

32. Paul Palmer, Richard Palmer. Cirurgia de implantes para ultrapassar dificuldades anatómicas. Br Dent J 1999; 187: 532-540.

33. Leslie Howe. Técnicas de restauração avançadas em implantologia dentária. Br Dent J 1999; 187: 593-599.

34. Richard Palmer, Paul Palmer, Leslie Howe. Complicações e manutenção. Br Dent J 1999; 187: 653-658.

35. Parks E.T. Aplicação da tomografia computorizada em medicina dentária. Dent Clin N Am 2000; 44(2).

36. Steven A. Aquilino, Daniel A. Shugars, James d. Bader, B. Alexander White. Taxas de sobrevivência de dez anos de dentes adjacentes a espaços edêntulos com limites posteriores tratados e não tratados. J Prosthet Dent 2001; 85: 455-60.

37. Thomas D. Taylor, John R. Agar. Vinte anos de progresso na prótese sobre implantes. J Prosthet Dent 2002; 88: 89-95.

38. Melanie R. Wood, Stanley G. Vermilyea. Uma revisão da literatura dentária selecionada sobre o planeamento do tratamento baseado em provas para implantes dentários: Relatório do comité de investigação em dentisteria protética fixa da academia de dentisteria protética fixa. J Prosthet Dent 2004; 92:447-62.

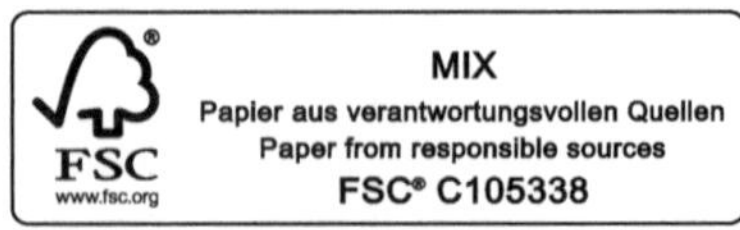

Printed by Books on Demand GmbH, Norderstedt / Germany